调和阴阳，蠲除疾伤；精神内守，

气立身强；五运宣行，顺之避殃；

气血正平，天命乃长。

二零二零年七月二十三书

与肿瘤患者聊中医

李萍萍 著

图书在版编目（CIP）数据

与肿瘤患者聊中医/李萍萍著.--北京：学苑出版社，2020.8
ISBN 978-7-5077-5986-0

Ⅰ．①与… Ⅱ．①李… Ⅲ．①肿瘤－中医治疗法
Ⅳ．①R273

中国版本图书馆CIP数据核字(2020)第151667号

责任编辑： 付国英
出版发行： 学苑出版社
地　　址： 北京市丰台区南方庄2号院1号楼
邮政编码： 100079
网　　址： www.book001.com
电子信箱： xueyuanpress@163.com
销售电话： 010-67603091（总编室）、010-67601101（销售部）
印　刷　厂： 北京市京宇印刷厂
开本尺寸： 890x1240 1/32
印　　张： 6.625
字　　数： 200千字
版　　次： 2020年10月第1版
印　　次： 2020年10月第1次印刷
定　　价： 58.00元

序

在接诊患者 40 余年的经历中，深深感受到患者在得了癌症后的复杂心情以及遇到各种问题时带来的困扰。曾有一位患者在谈到自己的求治经历时说："得了恶性肿瘤病，治疗费用很贵，一年下来要几十万元甚至上百万元。医保报销之后的部分，自己也负担不起。为了省钱，我听信了一家知名药店的宣传，用了他们的保健品来抗癌。结果钱没少花，病却复发。辛辛苦苦攒下的钱没用在正规治疗上，走了弯路，非常后悔和遗憾"。特别是来看中医的患者，对中医治疗有期盼、有顾虑，更多的是希望了解。一位患者曾说："我们希望更多地了解中医中药治疗肿瘤的知识，使我们得到有效的治疗。"在和病人的接触中，我记下了一些问题和体会。这些活生生的故事，一个个的问题，使我学到了很多书本上没有的东西，也让我萌生了拿起笔，希望与更多患者分享的想法，让更多的病人了解中医，了解能把握自己健康的知识，这将有益于更多的患者从中得到启示。

中医并不神秘，她融入在我们每天的生活中，就像绵绵春雨落在我们的肌肤上，有一种和大自然亲密接触的感觉，清爽而柔润。让我们一起走进中医，从中获得保养生命的智慧。在患了癌症时，用这些智慧帮助我们调养身心，保护元气，获得康复。

李萍萍

2019 年 6 月 26 日

经历了疾病的痛苦，
才能体会健康的意义；
希望我们用智慧，
扬起生命之帆远行。

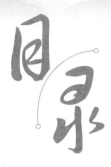

与肿瘤患者聊中医

第一部分 | 中医与肿瘤的治疗与调养

第二部分 | 诊室故事

第三部分 ｜ 从医感悟

第四部分 ｜ 徒弟跟师心得

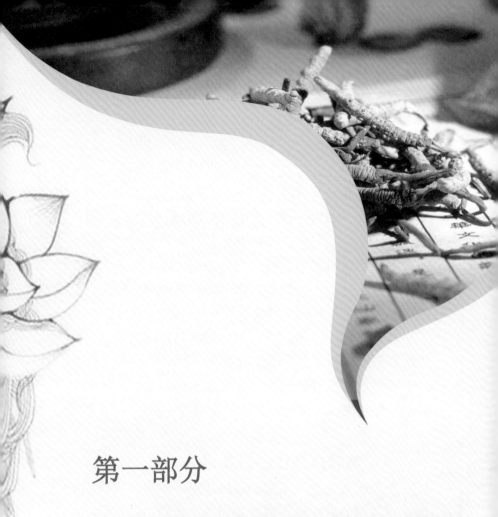

第一部分

中医与肿瘤的治疗与调养

您了解
中医的这些作用吗?

肿瘤患者常会问这样一些问题:"我不想手术和化疗,能吃中药治疗肿瘤吗?""听说化疗毒性很大,病人受不了,用中药治疗行吗?"

我们说,中药治疗只是肿瘤综合治疗的方法之一,中医药不能代替手术、化疗和放疗。

那么,中医在肿瘤治疗中有哪些作用呢?从目前的证据和经验来讲,中医药有以下作用:

一、减轻放化疗的副作用

化疗药往往都有一定的毒副作用,根据化疗药的不同,副作用的表现也不同。如白细胞下降、恶心呕吐、腹泻、手足麻木等,中药可辅助西药减轻这些副作用,同时还可改善机体脏腑的功能。如通过养血补肾法,保护骨髓的造血功能;通过和胃止呕法,在减轻恶心症状的同时改善食欲;通过健脾止泻法,减轻化疗引起的腹泻;用养血通脉的方法减轻手足麻木;用养阴生津法,改善放疗引起的口干等等。这些方法皆可在减轻放化疗副作用的同时提高机体的耐受力,使患者较顺利地完成放化疗。

二、改善不适症状，提高生活质量

很多患者在治疗中都会出现不同的症状，如咳嗽、腹泻、口干、失眠、食欲不佳、疲乏、疼痛等等，这些症状给患者造成了很大的痛苦，甚至影响治疗。中医通过辨证施治，可改善患者的不适症状，减轻患者的痛苦；同时减轻心理压力，提高生活质量。

三、配合放化疗增加疗效

许多临床研究证实，中西医结合治疗可提高肿瘤的治疗效果。如晚期非小细胞肺癌的治疗、鼻咽癌的放疗、晚期胃癌的治疗等。国内外一些临床试验进一步证实，中西医结合在控制肿瘤生长和延长患者的寿命方面有更大的优势。

四、中医治疗

对于不能接受手术或放化疗的患者，特别是一些晚期肿瘤患者多次治疗后产生耐药性，或因严重的内科疾病、重要脏器功能严重受损等，接受相对积极的治疗有较大的风险，这时候医生也会建议您用中医治疗。中医药是可以选择的一种治疗方法。特别是通过中医的整体调节，扶正抑瘤，可以使这些病人减少痛苦带瘤生存。而且中药价格相对便宜，特别是汤药，经济困难的患者也可以承受。

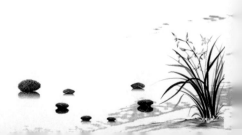

五、养生康复

由于治疗不可避免地会对机体造成不同的伤害，很多患者在治疗后面临如何康复的困惑。中医学在调养、锻炼、扶正，以及恢复机体功能、增强体力等方面有其独特的理论和优势。希望患者在有经验的专科医生指导下，结合自身情况调理身心，恢复健康。

任何一种治疗方法，都有其适应证和局限性。我们要客观了解中医在肿瘤疾病治疗中的作用，才不会盲目走入治疗的误区。

中医在肿瘤治疗中
更关注什么？

在肿瘤的治疗方案确定之后，我们首先要观察治疗效果，即肿瘤对药物的治疗反应如何？肿瘤是否缩小，或无变化，或进展，以便确定下一步治疗。

在肿瘤的全程治疗中，中医更关注什么呢？中医更关注病人的感觉，关注病人的元气如何。

记得有一肝癌患者，服用靶向药半年多了，出现了严重的腹泻。他知道这是药物的副作用，就没当回事。后来腹泻加重，一天要上十几次厕所，影响日常生活，便上医院开了几种止泻药。开始效果还可以，但后来腹泻仍然未见好转，体重下降明显，不到2～3个月时间已掉了10公斤。来就诊时气候已是初夏，但仍然穿着毛衣和厚外套，面色苍白，一副阳虚的样子。当病人服了中药后，每天十几次的腹泻得到缓解。他后悔应早点来看中医，说："如果早点吃中药，可能体重就不会掉这么多了。"长期腹泻导致津液大量丢失，营养吸收不良，元气大伤，后来他终因体力不支而卧床，且病情继续进展而过世。

《难经》告诉我们："脉有根本，人有元气"，"元气大虚，则神气全去"。患者的感觉和不适症状，往往是身体阴阳气血失调的信号。所以，及时控制和改善症状，有利于调节脏腑的平衡，保存正气，抵抗病邪。有的病人恨病用药，只关注肿瘤，而忽视了自身的元气，往往结果适得其反，导致病情恶化，甚至死亡。我们控制肿瘤的发展，目的是"治病留人"。中医注意祛邪与扶正的关系，根据病情和病人机体的情况随时调整。在肿瘤的治疗中，千万不能忽视身体的元气啊！

如何理解
中西医结合治疗肿瘤？

　　经常有患者会问："什么是中西医结合治疗肿瘤啊？"中西医结合治疗肿瘤是采用中医西医两种不同医学方法治疗肿瘤缓解痛苦，是我国肿瘤领域独具特色的治疗方法。经过几代人的努力，越来越多的患者从中西医结合治疗中获益。

　　"在用西药治疗的同时只要用中药是否就是中西医结合了呢？"这要看您在什么治疗阶段，我们要解决什么问题。如果是为减轻放化疗的副作用，我们提倡越早用中药越好，可以有针对性地减轻副作用。比如化疗药物引起的恶心纳差、白细胞下降，或放疗引起的放射性肺炎、放射性食管炎、放射性黏膜炎等等。如果是为了提高疗效，医生会根据您的病情和临床依据、经验，采用化疗药和中药同时使用的方法。比如说扶正的中药制剂与化疗同时使用，随时观察患者对化疗的耐受性和疗效等。如果您是参加中西医结合提高疗效的临床研究，医生会请您签署知情同意书，采用中药和化疗药不同分组的临床观察，以便得到更多的中西医结合治疗依据，为更多的肿瘤患者提供可靠有效的治疗方法。如果您遇到了手术后胃肠功能紊乱的痛苦，比如严重的腹泻或肠蠕动缓慢，也可采用中医方法进行调理。如果在放、化疗休息期间用中药，则可采用扶正固本的方法帮助恢复体力，提高免疫和骨髓造血功能。如在系统治疗完成后，肿瘤负荷已明显缩小，则可采用中医扶正抑瘤的治则巩固疗效。

　　总之，我们要明确用药的目的，才能将中医西医有机结合起来。结合的目的，是用不同的方法帮助患者控制肿瘤，减轻痛苦，延长高质量的生存，而不是简单的治疗相加或重叠。因为肿瘤有复发转移的特点，所以肿瘤的治疗是一个长期综合的治疗过程。包括西医的不同手段，也包括中医的治疗方法，以及不同情况下的中西医结合治疗。我们应了解一些中西医结合的知识，使自己得到更好的治疗。

我想用中药
代替化疗可以吗？

前两天在门诊，一位肠癌术后的患者问我："我手术后，医生建议我化疗，我听说化疗副作用挺大，能用中药代替化疗吗？"

医生的建议，是根据病人的病情综合考虑的。根据肿瘤不同分期，治疗的目的和方案不同。当医生提出建议时，会考虑病情的需要和患者的身体状况。一般来说，除早期外，有术后复发转移高风险因素的患者是需要化疗的。因此，建议患者首先要和主管医生充分沟通。一方面了解化疗的必要性和利弊，另一方面使医生了解自己真实想法和可能存在的问题，以便帮助您解决，从而顺利完成治疗。

另外，任何一种治疗方法都有它的适应症，中药不能代替化疗对癌细胞的杀伤作用，但化疗时用中药可以减轻化疗的副作用，保护骨髓的造血功能，调节机体的免疫力等。因此，建议一定要到肿瘤专科医院的中医科或中医肿瘤专家那里去看病，不要轻信其他的建议。每个人的情况不同，要对自己的身体健康负责。如果自己有能力和医生沟通，最好亲自和医生直接聊聊，在充分了解和考虑之后再做决定就不会有后顾之忧，也能以放松的心情配合医生完成治疗，千万不要轻信广告宣传而贻误病机，耽误治疗。

中医对晚期肿瘤
有什么好的方法吗？

经常有患者会问："我已做了多次治疗，仍然控制不住，肿瘤又转移了，中医能治疗吗？"这是一个很难直接回答的问题。中医治疗肿瘤以帮助病人缓解症状和延长生存为治疗宗旨。中医从病人的症状了解身体和病邪的寒热虚实，调节机体阴阳脏腑的平衡，达到保护正气、抵御病邪的目的。特别是晚期肿瘤，病人的正气消耗很大，更要使病人保存元气得以生存。因此，治疗效果不是只看肿瘤的大小多少，而以病人是否没有痛苦地活着为目标。

一位 89 岁的老人，患直肠癌，大便下坠，伴脓血便，腹痛，咳嗽，咳痰来就诊。肠镜病理为"高分化腺癌，KRAS 基因突变"。因既往有哮喘、慢阻肺、肺纤维化、肺大泡，又因冠脉狭窄，两次心脏支架术后，医生不建议手术和放化疗。经过中医调理后，无明显腹痛，大便基本无血，生活自理现已两年。

丁先生，73 岁，一年前 2 月行结肠癌手术，术后 9 个月发现肺转移，几易方案多程化疗后病情仍进展。曾试用靶向药，终因严重副作用而停药。一天，患者及其一家人来找我，问我还有什么办法？能否用中药控制？这位患者也是一名老知识分子，身体消瘦而虚弱，家里积蓄也不多。我们谈到病情预后，治疗手段和中药的作用与局限性，并讲明目前的治疗目的，是在保证生存质量的前提下延长带瘤生存而不是治愈。他说："我理解病情的预后，也经历了目前所有的西医方法和有效药物，但对我都不成功。由于身体情况和经济原因，我希望用中医治疗。"经过充分沟通之后，我尊重并接受了老人的选择，并得到家属的理解，和家属一起鼓励老人，增加信心，并在生活、锻炼、饮食等方面给予指导。几个月以来，老人对自己的治疗做了详细的记录，难得的是老人病情进展缓慢，生活自理，家人也很欣慰。

晚期肿瘤，特别是病人因各种原因不能耐受积极的抗肿瘤治疗手段时，中医通过调节机体，缓解症状，起到减轻痛苦、延长生存的作用。虽然肿瘤还在，但想办法减少它的增殖活性，获得调养生息的机会才能争取生存。当然，由于晚期肿瘤病人病情复杂，目前仍以个体化的治疗和经验为主。祖国医学博大而精深，值得我们潜心研究，让中医在肿瘤的治疗中为造福患者做出更大的贡献。

改善症状与肿瘤治疗有关吗？

我在门诊接待患者时，常有病人对我说："大夫，这些症状没关系，我能忍，还是加点抗癌药治疗肿瘤吧！"病人的这种想法可以理解，但恐怕还是要了解一些中医治病的想法才能更好地配合治疗。

人之所以生病，中医认为是人体阴阳气血失去平衡造成的。在致病的邪气与人体的正气之间，强调通过增强人体内在的正气来抵御邪气。所以治病就要通过调节人体的阴阳平衡，恢复自身潜在的自愈力，从而达到恢复健康的目的。这就像挑着扁担前行，如果扁担两头平衡，走起来会又稳又快；如果重心失衡偏向一边，则行走困难，就会自然地想要去调整重心使之平衡才能走好。调节阴阳的平衡，就是我们说的"治病求本"。

中医治疗疾病是以辨证为切入点的，因为病人的症状反映了人体内部阴阳失调或正邪变化的状况。中医治病的目的是使身体恢复健康，方法是通过调节使身体达到新的平衡。

一位肝癌患者因病变进展、肝区胀痛不适就诊，他希望用中药治疗。通过问诊了解到他同时伴有腹泻。根据他肝区胀痛、舌胖有瘀斑、脉弦细的特点，给他用了疏肝健脾、理气散瘀的中药方剂，之后胀痛缓解，腹泻改善，食欲好转，舌上的瘀斑渐渐减轻至消失。这位患者脾虚气滞是本，胀痛、舌有瘀斑是表现出来的象。

所以，了解症状并不只是单纯为了缓解症状，这是"审证求因"的过程。同时，医生会根据病人和疾病的情况采取"急则治标、缓则治本、标本兼治"的治疗策略。"有诸内者，必形诸外"，通过外在的症状表现分析机体的寒热虚实，从而调节内在的"本"，达到治疗的目的。

肿瘤长在人身上，癌细胞通过吸收人体的营养增殖生长。肿瘤和人体是局部与整体的关系。肿瘤要有适合它的条件才能生长，这就是身体的内环境。"虚邪中人，留而不去…息而成积"（《内经》）就是说人体正气不足，寒、湿等邪气长期滞留，使经络瘀阻，久而成积。

中医根据病人虚实寒热的不同进行调整治疗，使经脉疏通，气血平和。医生通过望、闻、问、切，以及患者的症状特点来综合分析，从而制定施治方案，这就是中医的整体观。所以，不要忽视您的症状，改善症状和肿瘤治疗密切相关！

中药对放化疗
引起的脏器损伤有帮助吗？

减轻放化疗的毒副作用，是中药在肿瘤治疗中应用最广泛的方面之一。在放化疗时服用中药，可减轻放化疗对机体的损害程度，减轻患者的痛苦，对完成必要的治疗起保驾作用。那么常见的放化疗的毒副作用有那些？常用中药又有哪些呢？

一、中药对骨髓造血机能的保护作用

放、化疗可影响骨髓的造血机能，使白细胞下降。中医常用益气养血、滋补肝肾的药物，如人参、黄芪、当归、大枣、阿胶、黄精、鸡血藤、枸杞子、菟丝子、鹿角胶等。

临床常用中成药有生血宝、升白口服液、生血片、参芪片、八珍冲剂等。

二、中药对肝功能的保护作用

某些抗癌药物可引起肝细胞坏死和炎症，长期用药引起纤维化、脂肪性变等，还可出现血清转氨酶一过性升高，以及碱性磷酸酶、转肽酶增高。对于放化疗引起的肝损害，中医治疗以柔肝养血、调理气机、清热解

毒为主。如柴胡、郁金、姜黄、甘草、黄芩、香附、当归、白芍、生熟地、公英、五味子等。

三、中药对肾功能的保护作用

有些抗癌药物容易发生肾脏毒性作用，可在用药时发生，也可在长期应用中或停药后延迟发生。如顺铂，大剂量甲氨碟呤是导致肾脏毒性的药物。所以在化疗时如需使用这些药物，医生会采取水化的方式避免或减少药物对肾脏的损害。中药常用健脾利水、补肾活血的药物。如党参、茯苓、白术、泽泻、黄芪、桂枝、当归、赤芍、川穹、紫花地丁、菟丝子、生熟地等。

四、中药对放射性肺炎的预防及治疗作用

放射性肺炎是某些肿瘤患者因接受放射线治疗时出现的肺组织放射性损伤改变。如肺癌、乳腺癌、食管癌，或纵隔、胸壁肿瘤等部位的肿瘤。临床最常见的主要症状为干咳、胸闷、气短气急，合并感染时可有黄痰或白痰。中医治疗以滋阴益肾、润肺止咳为主，如合并发热咯血等症时，则应根据不同情况辨证用药。临床常用药物如沙参、麦门冬、百合、生熟地、桑白皮、百部、炙杷叶、甘草、五味子等。

五、中药对化疗药物引起心肌损伤的保护作用

某些化疗药物可引起心脏毒性，代表药物是阿霉素。

心脏毒性主要表现为心肌损害，早期可出现短暂的心电图异常，如心动过速、期外收缩、ST-T波的变化、临床主要表现为心悸、心慌、气短、心律失常。中医治疗以养血安神、益气通阳为主。常用药物如炙甘草、天冬、当归、阿胶、五味子、柏子仁、酸枣仁、人参、丹参、远志、茯神、大枣、桂枝等。

常用中成药可选用复方丹参滴丸、天王补心丹、生脉胶囊、丹参片等。

六、中药对放射性膀胱炎的治疗作用

放射性膀胱炎主要表现为膀胱刺激症状，如尿频、尿急、尿痛、肉眼或镜下血尿，尿常规检查常有红白细胞，伴随症状可有腰痛腰酸，或有小腹部疼痛。症状容易反复，可持续数月甚至较长时间。

中医治疗以补肾凉血、清利膀胱为主。常用药物如车前子、扁蓄、瞿麦、滑石、甘草梢、炒栀子、灯芯草、生地、茅根、小蓟炭、侧柏炭等。

七、中药对放射性直肠炎的治疗作用

放射性肠炎是指肠黏膜充血、水肿，严重时黏膜坏死脱落，使肠面出现大面积表浅溃疡的病理过程。80%的放射性直肠炎在放疗后6个月至2年内发生，保守治疗后多数在放疗后3年内恢复。临床以泄泻、大便次数增多、或有黏液血便、里急后重感或小腹隐痛为主要临床表现。由于直肠黏膜肿胀充血，吸收水份的功能下降，

故大便泄泻可呈水样，且对刺激敏感，排便次数增多。

根据临床表现，中医治疗以健脾升阳、缓急止泄为主。常用药物如人参、茯苓、白术、陈皮、山药、炒扁豆、芡实、甘草、炒白芍、葛根、黄芩等。

常有病人担心放化疗的毒副作用而对治疗产生犹豫，甚至放弃治疗。多学科综合治疗肿瘤是控制肿瘤和达到根治的方式，很多晚期肿瘤患者已从中受益，所以不必担心。在接受规范治疗的同时，积极防治放化疗的副作用，减少和缓解毒副作用对机体的伤害，正是中医的优势。越来越多的临床研究告诉我们，患者经中医治疗后减轻了痛苦，改善了体质，能够更好地坚持治疗并早日康复。

化疗时有西药对症措施 为什么还要吃中药？

减轻放化疗的毒副作用，是中药在肿瘤治疗中应用最广泛的方面之一。西药虽已有很多办法，如骨髓刺激因子可提高白细胞数量，保肝药可降低转氨酶，止吐药可减轻化疗时呕吐的发生，大量水化可预防化疗药引起的肾毒性等等。那为什么还有许多患者服中药呢？中药还有什么作用呢？

1. 中药在改善客观指标的同时，可改善患者的不适症状。如升白针可使白细胞指标正常，但仍有患者感到疲乏无力；用止吐药后不吐了，但仍不思饮食等等。

2. 提高耐受性。我们知道辅助化疗一般要进行4～6个周期左右，时间较长。许多患者感到服用中药后，和以前不服中药时相比，反应不那么重了，血象维持得比较好，体力状态和食欲较好，对化疗的耐受性提高了，从而可将化疗顺利完成。这对治疗是有益的。

3. 独特的治疗特点。 我们曾遇到一位 II 期肠癌患者，术后需要化疗。但化疗后腹泻严重，每天腹泻 20 次

19

左右，白天 10 多次，晚上 7～8 次，严重影响了休息和体力，用各种止泻药效果都不好。医生建议暂停化疗。后经中药调理后很快缓解，每天排软便 5～6 次。因他的病情需要术后辅助化疗，通过和病人沟通，继续服用中药，并坚持作完了全程化疗。这样看来，中医的作用不仅针对症状，更重要的是通过调节脏腑功能，恢复病人自身的抵抗力。这是中医治病的特点，可解决一些临床棘手的难题。

这样说来在减轻化疗副作用方面是否中药比西药强，用中药就行了呢？不是。西药有起效快、作用强等特点。如骨髓抑制严重时，必须用升白针调动骨髓的血细胞，保证病人安全。中西医各有优势，不可替代。只有结合两家之长，才能取得更好的疗效，使患者受益。

生活质量
和我有关吗？

　　一提到生活质量，人们往往想到的只是对晚期肿瘤患者而言。而最近的研究进展则提示越早重视生活质量，越能从延长生存中获益。

　　例如：国外对 235 例手术后的肝癌患者进行分析结果表明，开始治疗时的生活质量是判断预后的一个重要指标，尤其是躯体功能和整体功能好的患者，其生存质量显著好于相关功能差者。另一组研究发现，当贫血、疲劳症状改善后，生活质量评分提高 10 分时，生存期较那些贫血没有改善的患者延长，进一步说明了患者的生活质量与生存期有关。

　　最新的研究提示治疗前的生活质量可成为判定患者预后的指标之一。因此，在治疗肿瘤时不仅医生要关注患者的生活质量，更重要的是患者本人。要告诉医生自己的真实感受与痛苦，不要认为有些痛苦是应该忍受的，说了会影响医生对肿瘤的治疗，更不要认为那是医生的事，和自己无关。患者的感受和主诉是医生获取您生命信息的重要途径，信息越全面，越有利于医生对您整体情况的掌握与治疗。另外，生活质量是在变化的。医生也要随时根据患者的生活质量变化情况，判断预后，制定下一步治疗计划。

中医看病的特点是辨证论治。从患者就诊一开始就要关注病人的不适症状，通过望闻问切了解症状产生的原因、寒热虚实的不同对症下药，往往能收到较好的疗效。当我们把中医治疗改善症状和整体生活质量的评估结合起来，并开展改善患者生存状况的观察研究时，相信中医在肿瘤治疗中的作用将会展现新的前景。

我们常看到一些病人，特别是晚期病人非常痛苦时，仍不管自己身体状况坚持要求抗肿瘤治疗，结果适得其反。生活质量不仅医生要关注，患者自己也要关注，因为它关系到您的预后。您的诉说，我在倾听。获得好的生活质量和生存是我们共同努力的目标。

术后腹泻
能用中药调理吗？

"我是一名结肠癌患者，术后长期腹泻，用了许多西药效果都不好，可用中药调理吗？"

肠癌手术后常有肠道功能的紊乱,如大便次数增多、稀便等，多见于结肠切除的病人。乙状结肠切除术后还因结肠协调性固体运送机能被破坏而发生便秘，低位直肠切除吻合术后的病人常有排便功能的改变。还有，接受过放疗的直肠癌患者会因为放射性肠炎而大便次数增多，伴腹部不适，严重的会有下坠感。这使一些患者因大便不能控制而不敢外出活动，给生活造成了很大痛苦。在临床上常见到很多这样的患者，用西药止泻药、保护肠黏膜药，如易蒙停、思密达，以及调整肠道菌群失调的药，如培菲康等，效果仍不理想而寻求中医治疗。

我们根据患者的腹泻情况,大体可从以下几个方面，通过调整脏腑的功能而缓解腹泻症状。

一是脾虚不能运化的便溏，次数多，伴肠鸣，大便无臭味者，可用健脾益气的参苓白术丸为主治疗。主要药物有党参，白术，炒扁豆，陈皮，山药，莲子等。二是便溏腹泻，伴有下坠，特别是长期腹泻而伴气短乏力明显者，可用补中益气汤为主，健脾补气、升举胃阳。主要药物有炙黄芪，白术，陈皮，升麻，党参，炙甘草等。三是便溏腹泻伴有腹痛者，可合用小建中汤健脾补中、缓急止痛。主要药物如桂枝，炒白芍，炙甘草，大枣，饴糖等。有许多病人通过中医调理缓解了腹泻，更重要的是脾胃功能得到恢复，能够正常外出参加活动，改善了生活质量。

腹泻的病人在饮食上要少吃粗纤维的食物，如芹菜、木耳等。有的病人听说杂粮和豆类好，每天吃加有各种豆类的杂粮粥或饭，反而增加了肠蠕动，这是不利于消化吸收的；同时因粗纤维食物导致排便次数增多得不到缓解，影响了身体的恢复。对于这样的病人建议先吃一些有利于消化吸收的食物，如山药莲子粥，或鲜榨的果蔬汁来补充维生素；待肠胃功能恢复，再慢慢增加纤维，以利于肠道通畅。

疼痛——
身体的呻吟不能忽视!

一个患者曾经说过："疼痛最糟的一面，就是它时常提醒我得的是癌症并感到死亡的威胁。"癌痛给病人造成的身心痛苦是非常残酷的。我们知道，大多数癌症病人都经历了疼痛的折磨，且在临床上，"忍痛"的现象仍普遍存在。

癌痛患者对治疗疼痛可能有不同的顾虑。担心阿片类药物成瘾，担心医生忽视了对肿瘤的治疗，担心止痛药物的副作用，担心以后疼痛加重没药吃……我们通过各种形式的癌痛规范化治疗培训和对患者宣教，让更多的患者了解治疗疼痛的意义和止痛药物知识。因为疼痛不仅影响日常生活，还会影响休息和睡眠，使病人更加衰弱，对生活失去兴趣。癌痛严重的患者还会因疼痛加重而丧失治疗希望，增加恐惧感，甚至绝望轻生。所以，控制疼痛，对患者的生活质量意义重大。

那么中医对疼痛是如何认识的呢？早在中医的经典著作《黄帝内径素问》中就有记载："夫痛者，寒气入经而稽迟，血凝气而不行…气不通，故卒然而痛。"指

25

出疼痛是由于寒、凝、气等稽于经脉，阻碍了经脉的流通而形成，即疼痛的病机是"不通则痛"。所以中医治疗疼痛，是根据病人疼痛的不同症状表现和病因，用温通散寒、活血化瘀、行气通经等方法进行治疗，是在调节您的阴阳气血、寒热虚实，是通过辨证治疗，帮助您恢复身体脏腑的平衡。所以治疗疼痛，可不是"治标不治本"啊！

当然，我们在治疗疼痛时，首先要进行疼痛的评估，根据患者疼痛的程度、特点进行治疗。中重度疼痛以上的患者，会酌情使用阿片类药物，以便尽快缓解疼痛。对特殊的疼痛，还会进行性针对性的治疗。例如骨转移引起的疼痛可请放疗科会诊进行放疗；用药难以控制的神经病理性疼痛，可请疼痛科会诊，采取非口服药物的治疗措施等。同时，根据病人的需求可用中药调理。在阿片类药物造成的副作用方面，中药也可发挥作用。如这类缓解药物引起的便秘，常用中成药有四磨汤口服液、麻仁润肠丸、芦荟胶囊、苁蓉润肠口服液等等。医生会根据病人的情况酌情使用。

疼痛，是身体气血不通出现问题时发出的信号。而忍痛，无疑会使病体雪上加霜。爱护自己的身体，千万不要忽视疼痛。

便秘——
不可小觑的大问题

便秘，被人们认为是生活中太常见的"小事"了。然而，两个病例告诉我们，便秘处理不当，就会酿成"大事"。

曾经遇到这样一位患者，化疗出现了肠梗阻，进一步CT检查，排除外局部肿瘤占位压迫。那是什么原因呢？追问病史，发现患者已一周余未排便，腹部触诊能摸到粪块型。通过灌肠，排便后症状缓解。由于肠梗阻的出现，造成了患者及家属的高度紧张，延迟了化疗时间。另一位患者，因疼痛使用了吗啡类止痛药，由于止痛效果不理想擅自增加了用药剂量，但几天后却出现了谵妄。什么原因呢？经详细追问病史，得知患者因便秘自服了泻剂，通便后肠道吸收止痛药剂量增加所致。这给患者和家属造成了很大的恐惧。所以，便秘看似不是大病，但处理不当，会造成大问题。

肿瘤患者出现便秘，有哪些原因呢？从生活习惯上讲，与既往便秘史、长期卧床、活动少、进食少、排便不规律等因素有关。一些药物也可以引起便秘，如止吐药、止痛药、抗高血压药等。此外，低钾血症、营养不良、长期焦虑或抑郁也会造成便秘。

出现了便秘，患者往往会自己用一些通便药，但药物的使用不当，会加重便秘，这一点常常被忽视。所以有必要了解一些用药误区。研究表明有结肠黑肠病与长期服用大黄、芦荟、番泻叶等泻药有关。长期服用这些药物，会形成泻剂依赖而加重便秘。这些药含蒽醌类衍生物如大黄酚、大黄素、芦荟大黄素等，这是刺激性泻药的主要成分。因此，建议便秘者不要轻易或长期使用这些药物。另外，频繁灌肠，使用开塞露，可导致肠功能减退和盆底肌群功能紊乱，也会导致排便障碍。建议在医生的指导下，酌情使用通便药。如老年阳虚者，可用苁蓉润肠口服液；津液不足者，可用麻仁润肠丸；长期卧床、肠蠕动减少者可用四磨汤等。这些药物有一定疗效，而且安全性好，副作用小。

便秘者为了急于通便，往往重视药物而忽视了预防。其实，养成良好的生活习惯和饮食习惯是非常重要的，如适当活动，养成规律性排便习惯。老年人建议摄入多油多水饮食。有一些食物，如木瓜，特有的木瓜酵素可帮助消化，防治便秘，且富含蛋白质、维生素、矿物质等多种营养。核桃含有丰富的油脂及蛋白质，性味甘温，具有补肾通便的作用，尤其适用于老年便秘患者。银耳含丰富的蛋白质、脂肪、维生素B、氨基酸等，性平味甘，有滋阴生津、润肺滑肠的作用。黑木耳营养丰富，含蛋白质、粗纤维及钙磷铁等物质，性平味甘，有凉血止血、养胃润肠的功效。

　　下面介绍几个通便食疗小方。①胡桃粥：胡桃肉 30 ～ 50g，去皮捣烂，大米 50g，加水煮粥，熟后加入胡桃肉调匀，浮起粥油时即可。②雪梨蜂蜜茶：将雪梨搅拌成果泥，加入蜂蜜调匀即可。③银耳羹：将银耳水发后煮烂，加入适量冰糖或蜂蜜，每次服用适量。

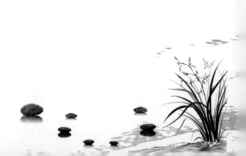

乳腺癌潮热症状
如何治疗

　　乳腺癌是女性最常见的恶性肿瘤，约50%左右的受体阳性患者属激素依赖性乳腺癌，术后需要内分泌治疗，通过抑制体内雌激素水平达到抑制乳腺癌细胞生长的目的。

　　乳腺癌患者经内分泌治疗后，多会出现潮热、夜间苏醒等症状，这是由于体内雌激素水平下降产生的类似更年期症状的表现。由于内分泌治疗一般需要5～10年，伴随症状持续时间较长，严重影响了乳腺癌患者的生存质量。因此，控制潮热症状成为改善乳腺癌患者生活质量的研究热点之一。

　　雌激素替代疗法对改善妇女绝经后的潮热症状是有效的，但研究表明，乳腺癌妇女应用激素补充疗法（HRT）治疗，可使乳腺癌复发危险程度显著增高，故不宜用激素代替疗法治疗。某些选择性5-羟色胺再吸收抑制剂可改善潮热，但新近的国外研究发现其可能降低内分泌治疗药物三苯氧胺的疗效，应慎重用于临床。

因此，乳腺癌患者出现的潮热症状是临床上较困难的治疗问题，西医目前尚无有效方法，许多患者转而求助于中医治疗。当采用中医药治疗时，也同样存在如何选择中药的问题。

根据雌激素依赖性乳腺癌的生物学特点和中医辨证理论，在总结多年临床经验的基础上，我们拟定了中药疏肝凉血方，并对该方进行了有关实验研究，证明该复方不含植物雌激素，并可明显降低体内雌激素水平，不影响三苯氧胺活性物质的体内代谢，且与三苯氧胺有协同作用。临床研究还证明，疏肝凉血方可明显改善乳腺癌内分泌治疗引起的潮热等不适症状，同时可改善患者的睡眠，为乳腺癌患者提供了安全有效的辅助治疗。

接受内分泌治疗的乳腺癌患者，使用中药补品时应特别注意，如人参、蜂王浆等。经现代药理研究证实，这些补品均有促性腺激素样作用。虽然它们对乳腺癌的影响尚未有定论，但还是慎重使用为好

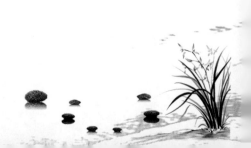

中药
应该服多久？

"中药应服多长时间？听说要服 3 年以上是吗？"这是患者常提的问题。

中药服用时间主要取决于服用中药的目的和个人的情况。临床上用中药治疗主要有三种情况：①配合放化疗减轻副作用。②巩固治疗。③调养康复。

在放化疗期间配合中药是为了减轻放化疗的毒副作用，如消化道反应，肝肾功能异常，骨髓抑制等。因此，服用中药的时间与放化疗的周期同步或有所延长。如术后或系统放化疗后，用中药是为了巩固疗效，提高免疫力，则可根据个人的情况服用中药。有不适症状时，请医生根据症状辨证调理，无明显症状时也可服用中成药。另外，也可按中国的传统节气进行调养。特别在春、冬季需要加强调理。因为春天天气初暖乍寒，冷热交替，变化较大。"春伤于风，邪气留连"，体质弱者容易感冒，并容易引起旧病复发。而冬季是进补的时节，"冬伤于寒，春必温病"，冬天把身体补养好，体质增强了，春天也就不易得病了，这即所谓"冬藏"。而在三伏天，如无不适，可暂时不煎汤药或改服用中成药。这种调理需要一段相对稳定的时间，但不是不可间断的。任何事物都不是绝对的，都要从实际出发，针对每个病人的情况，进行个体化的治疗指导。此外，晚期病人常常以中药治疗为主，治疗的目的是减轻痛苦、维持生命，自然就需要长期服用中药了。

有些患者听了某某中药能防止复发转移，必须连续长年服用的宣传，不敢停药。我们说中药可增强机体的免疫力，调整脏腑阴阳的平衡，对提高抗病能力是有好处的。因为免疫力低下是肿瘤在一定条件下复发转移的原因之一。但不是说服了中药就可预防复发转移。因为复发转移与许多因素有关。如不同肿瘤的生物学特性、恶性程度、分期、预后因素；免疫中药的品种、临床疗效的验证等等。所以在服用中药的同时，定期复查非常重要。毕竟目前还没有一种可以完全控制癌症的方法。虽然中药预防复发转移的实验报道不少，但与临床还有一定距离，还需临床效果的验证。我们既要认真治疗，也要避免盲目用药。我们的宣传要在注重疗效的基础上，给病人以科学的指导，希望患者在医生的指导下，针对病情，合理用药，定期复查，及时治疗，并用科学的方法进行康复锻炼和保健。

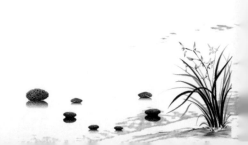

夏天
服中药上火吗？

天气渐渐热了，许多患者对夏天服中药有各种担心。夏天吃中药上火吗？听说夏天吃中药不好，容易掉头发……对这些问题，中医怎么看？

首先，夏天吃中药好不好，不在天气而在治疗是否对症。比如，用藿香正气丸治疗夏天中暑，不仅对症，而且药到病除。中医讲养生，特别重视顺四时而调养。"春夏养阳，秋冬养阴"，这是中医顺四时而养生的基本规律。所谓"春夏养阳"，是指春季是万物生发的季节，人体的阳气也顺应春之阳气升发，有利于人体精、津、气、血的化生。夏天是万物茂盛的季节，阳气易随汗外泄，更要注意培补阳气，要避免贪凉，伤及脾胃。素体阳虚畏寒的患者，特别是一些中晚期肿瘤患者，常有出汗怕冷的症状，夏天更要注意脾胃再度受寒。适宜调补阳气，就会减少冬季犯病的程度。调补阳气，可用黄芪、白术、陈皮等中药，也可用山药、大枣等食补。这就是所谓"冬病夏养"，防病于未然。所以夏天吃中药上不上火，完全取决于针对什么样的病人和如何用药，而不在于中药本身。

另外，出现掉头发，要分析具体原因。例如是否有皮肤科的疾病？是否做了化疗？是否是中医讲的血分有热？用了什么药物？等等。不能简单地认为是吃中药的结果。

当然，夏天服中药也有不方便之处。特别是煎药，使人热上加热，难以忍受。如必须服中药，可在医院或附近药店代煎，也可选用中药颗粒制剂或在医生指导下服中成药。这样既不耽误治疗也方便。

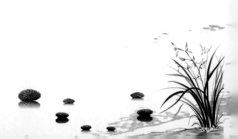

寒露节气
提示我们什么？

　　在中国传统的二十四个节气中，"寒露"在每年的10月8日或9日，表示温度又一次下降，露水更加寒冷，接近地面的水气快要凝结成霜了，"露气寒冷，将凝结也"。寒露以后天气转冷，昼暖夜凉，晴朗少雨，在北方即将进入冬季。提示我们冬三月的养生开始，因为这是一年之中养阴藏精、保养身体的重要季节。那么，冬天养生要注意什么呢？

一、首先是起居

　　"早卧晚起，必待日光"。即早睡晚起，太阳升起后起床。早卧晚起，睡眠时间延长，有利于属阴的精血、津液得到濡养。对体弱的肿瘤患者，延长休息时间是恢复体力的一种养生方式。

二、其次是保暖

　　应"去寒就温，无泄皮肤"，这告诉我们冬天保暖的重要性。如果不注意保暖，反复感受风寒使机体的阳气丢失受损，就违背了冬气之应，养藏之道。

与肿瘤患者聊中医

三、吃什么有益于养阴的食物

一些中药有濡养精血的作用,可做成药膳,寓药于食。

阿胶: 气微温,味甘平,除养血生血外,还有保肺气、补虚羸的作用,对久嗽久痢、虚劳、失血均有益处。尤其对于虚痨羸瘦,不能久立者,有坚筋骨、益气血之功。先将山药、大枣、黑芝麻慢火煮烂后,把烊化后的阿胶汁倒入熬成糊状即可,每日三餐饭后服一勺,有健脾益气、补肾生血的作用。

枸杞子: 补肾明目,安神耐寒,延寿添精,固髓健骨。与麦冬泡水代茶饮,可补肾虚疗目疾;与乌鸡炖汤长期服用,有养血生精、滋补肝肾的作用。

核桃: 桃仁味苦甘,气薄味厚,属阴,有补肾润肠、活血祛瘀的作用。桃仁含丰富的不饱和脂肪酸,可降低胆固醇,其富含的磷脂是构成人体细胞的重要原料,它还含丰富的碳水化合物,产热量高,增加机体热量,因而是适合冬季食补的食品。

羊肉: 味苦甘,大热,无毒,补中益气、开胃健力,有补益虚寒的作用。羊肉虽热,但对于恶寒怕冷、四肢不温的患者,有温补之功。肿瘤虽为毒痛,但患者有虚实之分,肿瘤有寒热之象,辨证施食,才能达到平衡阴阳寒热、调理表里虚实的目的。张仲景治寒劳虚羸用羊肉炖汤，加入当归 15 ～ 20g，可补益虚劳、温中祛寒，常服健脾壮胃，但不适于实热证者。如偶饮之，可放些性味甘寒的紫菜，以佐羊肉之热，又有软坚之功。

四、适当活动

适当运动可促进新陈代谢，增加机体抵抗力，特别是午后阳光充足时，室外活动，多晒太阳可促进血液循环，使津液、精血通过循环、吸收转化为阳气，达到阴平阳秘、抵御外邪的目的。

肿瘤病人特别是正在治疗中的患者，因为抗肿瘤治疗引起的副作用会伤害身体，更要注意冬三月的起居饮食。中医讲"冬不藏精，春必病温"。所以冬季保养很重要。有的病人为锻炼身体早早起来去跑步，出一身大汗觉得舒服；或体力好些晚上不睡，上网休闲，都违背了冬季养生的原则。冬季保养好了才会积蓄体力，增加免疫力抵御春温的侵袭。记住"冬气之应，养藏有道"，是有道理的啊！

口中味觉改变
是怎么回事？

俗话说："鼻闻香臭，舌尝五味。"正常人对味道的反应是敏感的，且口中没有异常味道。可是患病后，许多病人在看病时向医生诉说有口咸、口酸等感觉，这是怎么回事呢？

中医认为：口中的味觉与脏腑的失衡有关。《本草纲目》记载：口酸一般为肝热，可伴有呃逆吞酸、胁肋胀满等不适症状。可用菊花、公英、薄荷泡茶饮，也可吃些黄瓜等。口苦一般为胆有热，会有面红目赤等不适，可用适量草决明泡水代茶饮。口甘即嘴里老发甜，一般为脾热，口腔容易溃疡，可吃些苦味食品，如苦瓜等。口辛即嘴中辣热，一般为肺热，常有干咳，或有黄痰，想喝水等症，可吃清肺养阴的食物，如荸荠、枇杷、鸭梨等。口咸一般为肾阴虚内热，可伴有腰膝酸软，头晕耳鸣等症，可用枸杞子煮粥煲汤，也可适量吃些桑椹等。口淡即口中无味，多为胃气虚的表现，饮食不香，以甘淡养胃的食品为宜，如山药、莲子、麦芽等。

肿瘤病人口中味觉的改变是一个信号，它提示了体内脏腑及脾胃功能的失调。不仅让我们吃饭不对味，影响食欲，也会影响我们的生活和情绪，以致进一步影响治疗和康复。所以要及时告知医生进行调理。千万别不当回事。

癌症病人
需要忌口吗?

要不要忌口,是癌症病人在治疗中经常提出的问题。关于忌口,中医和西医都有一定的道理。例如,不吃霉变的食物,不要过量饮酒,避免食用熏制和烧烤食品,是从现代科学的角度提示人们这些食品易于致癌。祖国医学也讲忌口,但强调因人而异,因病而异,因中医治法而异。

一、因人而异

即根据患者的体质不同而注意食物的选择。如患者为寒性体质,怕冷,特别是胃寒的病人,则应忌梨、西瓜、鸭、鹅等凉性食品;如患者以内热为主,则应少吃羊肉、狗肉、鹿肉、黄鳝、辣椒等热性食品;如患者脾胃阳虚,则应忌食黏、冷、滑、腻之品,如银耳、冬葵子、年糕等;如脾胃阴虚的患者,则应少吃煎炒干果、生葱、辣椒、胡椒等。

二、因病而异

不同的肿瘤生物学特点不同,治疗用药也不同。与性激素相关的癌症,选用补品自然也要顺应治疗的目的。

41

如果服用的补品膳食与治疗作用相反，长期以往就可能会影响治疗的效果。比如受体阳性的乳腺癌患者，需要用内分泌药物进行治疗。其原理主要是通过不同途径抑制雌激素生成，阻断雌激素与肿瘤细胞结合从而起到抗肿瘤作用。因此，一些含有植物雌激素活性的补品慎用为好，如人参、蜂王浆等。同样，前列腺癌患者应慎食含雄激素的补品，如海马、鹿茸等。当然，这方面的研究资料不多，但从道理上来讲，还是慎用为好。

三、因中医治法而异

在服健脾和胃、温中散寒药时，应忌食生冷、滑肠之品，如凉糕、生黄瓜、凉拌沙拉等。这些凉菜不好消化，会影响中药健脾温中的治疗效果。服补药人参时，应忌萝卜、莱菔子。因萝卜下气，与人参补气的作用相反。

忌口的目的是通过膳食调养身体，辅助治疗。因此，还是应在医生指导下，合理注意为佳。

加强营养
会促进肿瘤生长吗？

在肿瘤的治疗过程中，如何加强营养是广大患者和家属关心的问题，但同时也流露出另一种担心："听说加强营养会促进癌细胞生长，是这样吗？"

长在人身上的癌细胞是靠摄取人体的营养而增殖生长的，即使在终末期，病人难以进食时，肿瘤并不因宿主吃的少而停止生长。据调查，肿瘤病人营养不良的发生率为40%～80%，由此造成对肿瘤治疗的耐受性下降，并发症增加。又有文献报道，肿瘤在治疗前半年内体重下降不足5%或超过5%时预后有明显差异，前者预后优于后者，同时证实没有体重下降或能保持体重的患者，相对有较好的预后；而体重下降明显的患者，其生存期明显短于未出现体重下降的患者。因此，加强营养，保持正常体重，对肿瘤病人有重要意义。

如何加强营养呢？

能正常进餐的患者，尽可能从食物中摄取营养，可选择易于吸收的高蛋白食物，如鹌鹑蛋、瘦肉、深海鱼等，必要时也可在医生指导下口服补充营养制剂，如按人体每日需要的能量、蛋白质、脂肪、维生素等配制的氨素、能全力等。

对已有营养不良和有营养不良风险的病人，可考虑营养支持的方法。如通过静脉给予营养这种方法又称肠外营养，主要适于失去肠道功能或胃肠道功能障碍者，如肠梗阻、放射性肠炎、严重腹泻时。而通过鼻、胃肠管或胃空肠造口的途径，给予营养的方法，又称肠内营养，适于胃肠道功能可使用的患者。

营养不良可导致机体代谢障碍，组织器官功能受损，加强营养对提高肿瘤病人进行化疗、放疗的耐受性，增加机体的免疫力，改善肿瘤病人的预后十分重要。近年来的研究发现，特异性营养底物具有抑制肿瘤生长的作用，正在受到人们的重视。因此我们要了解加强营养的目的和意义，解除不必要的顾虑和担心。

现代医学重视补充营养物质，中医则重视病人的脾胃功能，吃进去的食物能否被消化吸收。"五味入口藏于胃，以养五脏气"。饮食入胃，通过脾胃的消化转运，产生的营养物质才能送到全身，供应人体的能量需要。所以脾胃的运化吸收功能非常重要。因为患病之人致导各不相同，"嗜欲不同，各有所通"。所以要根据每个人的脾胃情况、饮食习惯进行调理。西医的营养学有科学依据，中医注重脾胃功能的理论是几千年实践的总结，两者结合，才会让患者更好地恢复健康。

坚持吃素好吗？

曾有个乳癌患者对我说："为了减体重，我都坚持吃素好几年了，您说这样好吗？"坚持好几年了还问这个问题，看来心里是有些嘀咕啊！那就谈谈这个话题吧！

多吃素食有益健康是无可置疑的，但只吃素食会有什么问题呢？蛋白质是构成和修补人体组织的主要原料，植物蛋白（除豆制品外）并不能满足人体所需的所有氨基酸，营养价值相对差些；而动物蛋白是优质蛋白质，含人体必需氨基酸，易被人体吸收和利用。所以，单纯素食会因蛋白质与脂肪摄入不足和品质不佳引起营养不良，体内蛋白质、碳水化合物、脂肪的比例失衡，易导致贫血、消化不良、记忆力不佳、抗感染能力下降等一系列问题。

长期完全素食还会导致多种维生素，特别是脂溶性维生素的缺乏。如植物性食物中几乎不含维生素D，而人体缺乏足够的维生素D会导致钙大量流失，引起骨质疏松、骨骼结构脆弱等。这对于使用芳香化酶抑制剂的乳腺癌患者来讲是特别不利的。因为内分泌治疗会降低体内雌激素水平，而雌激素的减少将影响钙的吸收，双重作用会加重骨关节症状和骨质疏松的发生。

有些纯素食的患者还不食用奶制品，而奶制品中的钙含量是较高的，长期素食会造成缺钙，特别是乳腺癌患者，不适当补充钙质，更会加速引起骨质疏松症。

从对维生素和矿物质的吸收来讲，维生素 B_{12} 几乎只存在于动物性食品中，长期吃素易造成维生素 B_{12} 的缺乏，导致贫血、记忆力下降、抑郁等。植物食品中锌的利用率低，锌的缺乏会影响机体的免疫功能。铁主要存在于动物性食物中，铁的缺乏也会造成多方面的危害，如缺铁性贫血会使人食欲减退、疲乏无力，严重时还会影响人的智力等。

当然，保证食物的安全性，避免动物和植物食品的污染是另外一个问题。

中医很重视饮食和养生的关系，早在几千年前就提出："五谷为养，五果为助，五畜为益，五菜为充"，这告诉我们，粮食、水果、肉类和蔬菜都是人体所需要的，不可偏废。这和现代医学营养平衡、合理膳食的观点是一致的。

饮食结构固然与体重有一定关系，但多吃不运动也会造成体重增加。所以，控制体重较好的办法是适当运动。美国的一项研究表明，对于肿瘤患者来说，适当运动可以增加抵抗力、改变心情，增加其对治疗的耐受性。美国癌症研究院发表的另一报告表明，体力活动可普遍降低女性中与激素有关癌的发病率。

所以我们建议，适度运动、合理膳食，这才是有益于患者康复的健康生活方式。

坚持吃素好吗

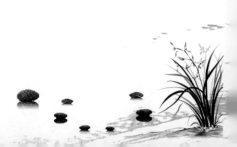

安神养心
巧用桂圆汤

　　《红楼梦》第115回"惑偏私惜春失素志"，有这样一段描写：宝玉听了这话，神色一变，把玉一撂，身子往后一仰，未知死活。接着第116回"得通灵幻境悟仙缘"：宝玉梦中与送玉的和尚对话，和尚把宝玉狠命地一推，宝玉站不住脚，一跤跌倒，口里嚷道"啊呀！"众人听见宝玉苏来，连忙叫唤。宝玉睁眼看时，仍躺在床上，定神一想，遂把神魂所历的事呆呆细想。…王夫人即命丫头婆子快去告诉贾政，说是宝玉回过来了，头里原是心迷住了。……只见王夫人忙叫人端了桂圆汤叫他喝了几口，渐渐地定了神。这段说的是宝玉失玉后，神情迷糊，惊吓苏醒后，服桂圆汤定神的故事。惊吓发呆之时，为什么王夫人要给宝玉喝桂圆汤呢？

　　桂圆，又称龙眼肉，甘、温，无毒，入心脾经。有补心安神、益脾养血之功效。可用于心脾不足的惊悸怔忡、失眠健忘；又能补营血不足之思虑过度、体虚神疲等症。《本草纲目》有"久服强魂聪明，…通神明"的记载，可见桂圆有强魂定神之功效。怪不得宝玉受了惊吓之后，神魂不定，王夫人断是旧病复发"心迷住了"，即命人给宝玉服用桂圆汤呢。

严用和《济生方》中的归脾汤主治思虑过度、劳伤心脾、健忘怔仲自汗惊悸的心脾两虚证。方中用桂圆，取其养心安神的作用；配合当归、茯神、枣仁，可改善营血不足的失眠健忘、心悸怔仲等不适。

桂圆益脾养血，但味甘性温，不适于内有实热之人。《红楼梦》第 98 回"苦绛珠魂归离恨天，病神瑛泪洒相思地"已讲述了宝玉因失去林黛玉而伤心悲哀，思虑成疾。所以宝玉梦中惊醒、心神恍惚时，王夫人断他旧病迷心，才让他服用桂圆汤，渐渐定了神。肿瘤患者在化疗中常会因白细胞下降、身体虚弱造成面色恍白，心悸失眠，气短乏力等血虚证，可以服用桂圆汤；或加入大枣、枸杞子熬汤常服，也会对身体恢复有所帮助啊。

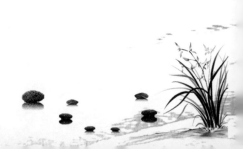

燕窝
滋补治阴虚

燕窝是上等补品，由燕科金丝雀的几种燕类的唾液或羽绒混唾液，或纤细海藻、柔软植物纤维混唾液结于崖洞等处所成的巢窝。性平、味甘，有补肺养阴的作用，主治虚劳咳嗽咳血等症，可入药，亦可当点心食用。

燕窝有优次之分，色白无杂毛者为上品，叫"白燕"，色黄有燕毛者为次，叫"毛燕"。

燕窝最常见的吃法是做燕窝羹：将燕窝洗净，浸半小时后取出，放入碗内，加适量水，另加莲子或赤小豆、冰糖蒸。待燕窝至黏稠状时，一碗美味的赤豆莲子燕窝羹就做成了。燕窝莲子羹能治高血压、失眠等，可在临睡前服。赤豆燕窝羹有润肺止咳之功，可治痰中带血等症，宜在早晨空腹服用。

《红楼梦》是一部伟大的文学巨著，同时也体现了丰富的中医药学经验和知识。关于燕窝的吃法，该书中也有介绍。如燕窝汤：取燕窝用温水浸泡半小时，洗去泥沙，剔去燕毛等杂质放入砂锅内，加入 3 倍水，以大火烧沸后，改用文火煮 20 分钟左右，加入适量冰糖，融化后即可食用。燕窝粥：将洗掏干净的大米 100g 和洗净的燕窝 3g 一起放入砂锅内，加水煮粥，粥将熟时加适量冰糖或白糖。每日服燕窝粥可治低热、盗汗、虚劳咳喘、脾虚腰疼等症。

关于燕窝的功效，《红楼梦》有一段记载，林黛玉每岁至春分秋后必犯旧疾，常年服药难愈。今秋因遇贾母高兴，多游玩了 2 次，未免过量分神，近日又复咳嗽起来。宝钗来看望她，因说起这病症来，分析道："昨儿我看你那方上人参肉桂觉得太多了，虽说益气补神，也不宜太热。依我说，先以平肝养胃为安。肝火一平，不能克土，胃气无病，饮食就可以养人了。每日早起，拿上等燕窝一两，冰糖五钱，用银吊子熬出了粥来，要吃惯了，比药还强。最是滋阴补气的。"此番话是有一定道理的，中医讲肝属木，脾属土，木旺则克土，就是说肝火旺会影响脾胃的功能，食燕窝可滋阴平肝，肝木平则脾土可恢复正常消化功能。林黛玉有虚痨咳嗽之症，温补多了会动内热，故用燕窝粥滋阴益气，对黛玉是合适的。

肿瘤患者特别是肺癌病人多有阴虚咳嗽的症状。干咳少痰，久咳伤阴。故养阴补虚，食补燕窝为上品，也可酌情加山药，或银耳，或百合同炖长服。

养血补血话阿胶

骨髓抑制白细胞低下，是肿瘤化疗常见的药物副作用之一。由于白细胞下降，患者会有倦怠乏力、周身酸懒、睡眠不实等症状。患者因为抵抗力下降，很容易感冒，严重的则会发生感染。因肿瘤的治疗往往需要几个周期甚或长期治疗，所以，保护好骨髓的造血功能十分重要。

说到补血，自然会提到养生三宝之一的阿胶。历史上记载有许多关于阿胶故事。传说曹植初来东阿，骨瘦如柴，后因常食阿胶，身体大有好转，随赋诗颂阿胶："授我仙药，神宝所造。教我服食，还精补脑。寿同金石，永世难老。"明代著名文人何良俊曾做诗称："万病皆由气血生，将相不和非敌攻。一盏阿胶常左右，扶元固本享太平。"阿胶一直以来就作为历代朝廷的贡品，特别是东阿阿胶，其被誉为"贡胶"，这和阿胶的功效是分不开的。

可见阿胶治病历史悠久，是我国医药宝库中的珍品。

与肿瘤患者聊中医

《神农本草经》将中药分为上中下三品，阿胶列在上品之中："阿胶味甘，平。主心腹内崩，劳极洒洒如疟状，…久服轻身益气。"《中华人民共和国药典（2005年版）》记载："阿胶甘、平。归肺、肝、肾经。功能主治：补血滋阴，润燥止血。用于血虚萎黄，眩晕心悸，肌肉无力，心烦不眠……"

阿胶药用广泛，但有的病人担心服用后会上火，有的病人担心滋腻会引起胃部不适。所谓"有是证用是药"，阿胶对于血虚，特别是因白细胞低下而出现乏力的病人是安全的。

那么，怎么吃才能更好地发挥阿胶补血的功效呢？因为阿胶质黏，不能与群药同煎，传统的方法是"烊化"，即用热溶液将阿胶融化。具体操作方法为：先将阿胶打碎，以增加与水或其他溶液接触的面积，更容易化开。将打碎的阿胶放入小碗中，加适量白开水后放入蒸锅，蒸30分钟左右，待其完全溶解即可。可兑入煎好的药液一起喝，也可单独服用。一般每天10克，分两次服。

素有虚寒者，可用黄酒浸泡阿胶，然后上锅蒸。酒精被蒸腾挥发了，但黄酒的温热之性可养脾气，活血脉，适合体质虚寒的病人。

脾胃虚弱者，可用大枣水烊化阿胶。先将大枣适量煮水，剥去枣皮，去核，将枣肉捣泥，与阿胶碎渣合匀，倒入熬好的大枣水，上锅蒸即可。红枣味甘性温，入脾胃经，和阿胶一起服用，可起到养血补中的功效。

气虚乏力者，可用黄芪 30～50 克煮水，将烊化好的阿胶兑入温热的黄芪水中搅匀服用。黄芪性温，益气固表，与阿胶同用，可增强补气养血的功效。

阴虚内热者，可用麦冬 10～15 克加适量冰糖煮水，将烊化好的阿胶兑入麦冬冰糖水中，搅匀服用。麦冬甘寒，滋阴清热，与阿胶同服，适用于阴伤血虚的病人。

如何
选择参类进补?

冬季进补，是补养的最好季节。许多患者询问人参和西洋参的用法，那我们就从人参的种类谈起。

人参为五加科多年生草本植物，味甘，微苦，性平，入脾、肺经。药用人参有两大系列：野山参和园参。野生者为野山参，园参为人工栽培而成。世界上人参的主要产地为：吉林、辽宁、黑龙江、朝鲜（高丽参、别直参）及俄罗斯东西伯利亚地区。

人参皂甙、多糖、氨基酸及挥发油等是人参药理作用的有效成分。不同炮制方法对人参的有效成分有较大影响，临床药理作用也不同。

生晒参是洗净后晒干的人参，人参皂甙、多糖等种类及含量均较多，主要含人参皂甙 Rb1，Rb2，Rb3，Rg1，Rg2，Rg3 等。生晒参性平，大补元气、益气生津，可用于气虚所致的气短、乏力、汗出及阴血不足造成的心悸、健忘等症。现代药理研究的资料证明：人参有抗衰老，抗疲劳，增加免疫，促进骨髓造血及强心等作用。同时也提示：

人参皂甙及单体 Rb1 可使垂体前叶的促性腺激素释放增加，有促性激素水平作用，故雌激素依赖性乳腺癌患者应避免服用。

红参是经蒸熟后晒干或烘干而成者。色暗红，药性偏温，由于红参的炮制过程，使原鲜人参所含皂甙、挥发油、多糖、氨基酸等多种成分发生改变，但也产生了一些新的成分。如原人参所含总皂甙元、人参二醇、三醇、齐墩果酸减少，失去挥发油．但蒸制的过程，却使红参保留了鲜人参根固有的甘糖酯质和甾醇甙脂肪酸脂，还产生了人参次级甙 Rh2 及其他炮制参种所不具有的麦芽酚。现代药理研究发现，红参在抗肝炎病毒活性、抗衰老等方面较白参强。由于红参性温，故适于阳虚体弱者。如畏寒肢冷、便溏腹泻等可选用红参。

糖参是将人参用针扎孔后浸烫于糖汁中，反复多次制成。糖参所含成分与生晒参相似，但含量相对减少。糖参药性平和，气阴双补，对体质不寒不热，气虚轻症者较适用。

因人参补气作用较强，故不适合实热者服用。

另外，西洋参也是临床患者服用较多的品种。西洋参味苦，微甘，性凉，归心、肺、肾经。西洋参所含皂甙 Rc, Rg1, Rb2 低于人参，故其强壮作用较人参缓和。现代药理研究认为，人参具有激素样作用和促进性腺的功能，是其所含人参皂甙 Rb1 所致。据报导，西洋参的 Rb1 成份比人参含量多，故也不适于雌激素依赖性乳腺癌患者。西洋参有润肺降火，生津养阴的功效，故适用于有"虚火"者。由于西洋参性寒易伤阳助湿，对于素体寒凉、中阳虚弱者应慎用。

最后，给大家介绍一些小配方，供需补益者选用。

人参配蛤蚧，出自《卫生宝鉴》人参蛤蚧散。人参补脾肺之气，蛤蚧补肾益肺、定咳喘。两者合用，对肺肾不足、久病体虚的喘息无力者适用。

人参、麦冬、五味子组成生脉散，本方出自《内外伤辨惑论》。人参补肺益气，麦冬养阴生津，五味子敛肺止汗，三药合用，既补又清且敛。适用于多汗耗伤气阴，干咳短气的气阴两伤患者。

人参配当归，出自《备急千金方》。适用于失血、贫血、元气大虚的气血两虚症。"血脱者，当益其气"，人参补气，当归养血，组成补气生血方，对失血、贫血较重者有气血兼补的功效。

人参配白术，源于《伤寒论》《金匮要略》中的人参汤。人参擅补脾肺之气，白术健脾燥湿利水，二药同为补气之药，相互配伍，加强健脾益气的功效。适用于气短乏力、纳食不消、水肿便溏之中焦虚弱者。

药膳小配方

　　药膳是以药物和食物为原料将传统中药与烹调技术相结合，经过烹饪加工制成的一种具有食疗作用的膳食。药膳以中医理论为基础，用食物和药物的寒、凉、温、热不同属性，改善机体脏腑阴阳的失衡状态，增强机体的抵抗力和免疫力。

　　药膳作为一种辅助手段对患者的康复起着重要作用。例如，化疗后体质虚弱，食欲不佳，配合药膳可调理脾胃、补气养血，帮助病人尽快恢复。口干阴虚的病人通过具有润肺养阴作用的药膳可生津止渴、改善症状等等。

　　药膳"寓医于食"，药借食力，食助药威，既有营养价值，又具调理阴阳、保健康复的功效。根据患者在治疗中常见的症状，向大家推荐几种药膳食谱。

1. 补气健脾八宝粥

　　党参 10g，黄芪 10g，山药 100g，大枣 10g，莲子 10g，扁豆 10g，芡实 10g，糯米 50～100g

适用于气短体弱、纳差腹泻的气虚患者。

2. 补气养血粥

当归 10g，黄芪 15g，龙眼肉 10g，大枣 10g，枸杞子 10g，赤小豆 50-100g，少加桂花
适用于血虚乏力、心悸失眠的气血两虚者。

3. 乌鸡补血汤

乌鸡 1 只，当归 10g，枸杞 15g，大枣 15g
适用于血虚失眠，气血不足者。

4. 润肺银耳羹

银耳 50g，鲜荸荠 100g，天冬 10g，百合 10g，适量藕粉
适用于干咳口渴，肺热便干的患者。

5. 黄芪山药羹

用黄芪 30g 加水煮半小时，滤去药渣，放入山药片 60g，再煮 30 分钟，加白糖（便秘者加蜂蜜）即成。每日早晚各吃一次，有益气生血，增加胃肠吸收功能，提高免疫力的作用。

6. 玫瑰糕

玫瑰花 300 朵，冰糖 500 克，取玫瑰花去蒂，用水熬透，滤去渣，再熬成浓汁，加冰糖文火收糕，每次 10

克（约一茶匙）开水冲服，早晚各一次。理气散郁，健脾养胃，对肝脏有保健作用。

7. 甘蔗菊花饮

甘蔗 500g，菊花 50g，将甘蔗切片同菊花加水煎煮去渣即可。除生津止渴外，还有清热解毒作用。

肺癌康复
之饮食调养

　　饮食调养与疾病的康复密切相关,特别是慢性病和肿瘤患者,总是希望了解更多的适合自己病情的饮食调养方法。中医的饮食调养与患者寒热虚实的体质有关,与肿瘤治疗的手段有关,与目前中药治疗的治则有关,也与患者生活的地域气候环境有关。下面仅就常见的几个肿瘤向患者介绍饮食调养小知识,希望患者能更好地恢复健康。

　　肺癌病人多有咳嗽、咳痰或痰中带血、胸憋、胸痛等症状。这些症状为肺气肃降失常的表现。中医认为"肺为娇脏,性喜清肃"。肺气以清肃下降为顺,故肺癌患者的饮食,应注意按肺的生理特性进行调养。

　　咳痰、憋喘、多为痰饮实邪壅滞于肺,肺气上逆之证。"肺苦气上逆,急食苦以泄之"(《内经·脏气法时论》)。故宜食苦味之品以助肺气肃降。常用药如杏仁、旋覆花、枇杷叶等,可用杏仁 15g,白糖 10g,将杏仁研碎,加水煮沸,入白糖调化,代茶饮用。亦可做枇杷膏经常服用。枇杷肉 500g,将冰糖加水适量熬化,入枇杷煎熬至稠，冷后装瓶备食。

干咳、气短影响休息睡眠者，多为肺气不足、损伤肺阴所致。"肺欲收，急食酸以收之，用酸补之"。常用药如乌梅、山楂、五味子等酸味之品，以防耗气太多。可做乌梅糕：乌梅 500g，白糖 100g，蜂蜜 150g。将乌梅捶破，用水煎 3 次，每次 20 分钟，合并 3 次煎液，文火煎成稀糕样，入白糖，蜂蜜煮沸调化，装瓶备用，每次 1 匙，日服 2～3 次。

药粥，在我国有几千年的悠久历史。由于其易消化吸收，被推为"世间第一补人之物"。溶药于粥中长期服用，可达颐养强壮、祛病延年之效。下面是二个有代表性的宫廷颐养药粥。

1. 杏仁粥（《养生随笔》）苦杏仁 10g，粳米（即大米）100g，冰糖适量，杏仁去皮夹、捣碎，加水研滤取汁，粳米煮粥，临熟时加冰糖少许，空腹食之。功效：止咳平喘。

2. 贝母粥（《资生录》）。
贝母粉 6g，粳米 50g，先煮粳米粥，入贝母粉，搅匀，再煮沸即可。空腹食用。功效：清热化痰，开郁散结。（注：浙贝母有清热散结之功，尤适于肿瘤患者）。

对于放、化疗期间的患者，常有肺燥干咳、血象降低的表现，可用枸杞银耳汤调补。枸杞子 10g，水发银耳 100g，冰糖 50g，桂花少许。将银耳去蒂，撕成小片，枸杞子洗净同煮十数分钟，入冰糖熬化，撇去浮沫、撒上桂花，长期服用。具滋阴润肺、养阴生津之效。

虫草补肺汤：冬虫夏草 6g，川贝 6g，沙参 12g，杏仁 10g，麦冬 9g。将杏仁浸泡去皮，加水适量煮沸，文火 20 分钟即成。功能：养阴补肺，止咳化痰。

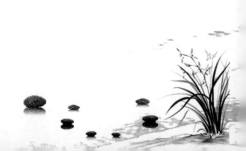

胃、肠癌康复
之饮食调养

　　胃、大小肠与胆、膀胱、三焦在中医合称"六腑"。其生理功能为受纳腐熟水谷，传导糟粕。中医诊病养生，最重视胃气之有无。有胃气则生，无胃气则死。"胃主受纳，大肠主津，小肠主液。大小肠受胃之营气，将津液汇流血脉，充实肌肤，若饮食不节，胃气不及，胃之一腑病，则十二经元气皆不足也"（《脾胃论》）。所以，保养胃气，不仅是胃肠肿瘤病人要了解的内容，也是我们养生的要旨。

　　胃肠道肿瘤术后，多有腹胀、纳差、大便不规则等症状。特别是化疗期间，常出现恶心呕吐等消化道反应。在这种情况下，如何保养胃气呢？

一、"五谷为养"

　　中医讲"五谷为养"，因为五谷都是植物的种子，植物生长的精华都含在种子中。在古代，五谷指的是麦、黍（黄米）、粟（小米）、稻、菽（豆子），也是我们常说的粮食。种子中所含的蛋白质相对于肉类更易于被人体吸收，换句话说就是脾胃消化食物的负担轻，所以对胃、肠肿瘤患者，可减少已受损伤的消化功能负担而补充营养。我们常看到一些胃肠肿瘤的病人，术后或化疗中担心营养不够，急着补鸡汤，结果适得其反，造成腹泻。所以，胃肠肿瘤患者的调养，要选对食物，循序渐进。粥，是最宜养人的，"小米人参粥"可为代表。人参5～10g，山药50g，大枣10枚，小米50g，可根据病人情况酌情放少许牛肉。先将牛肉炖好，切少许肉与山药、大枣、小米共煮粥，待熟时，另煎参水兑入，长服可获益气养血、恢复胃气之功效。

黄芪山药羹，用黄芪30g，加水煮半小时，滤去药渣，放入山药片60g，再煮30分钟，加白糖（便秘者加蜂蜜）即成。每日早晚各吃一次，有益气生血、增加胃肠吸收功能的作用。

二、忌大咸、大辛味

胃属阳，易生热，胃病忌大咸，咸走血，助火邪而耗肾水真阴。大辛辣味如蒜、韭、葱、桂皮之类，对胃刺激性较强，常吃或多吃易损伤胃气。中医主张六腑以通为顺，故宜食消食利导之物，如萝卜、胡萝卜、猴头菇等。萝卜有健脾化滞之效，含有消化酶，可助消化，消积滞。所以胃满、腹胀、消化不良时，可服饴糖萝卜汁：白萝卜适量，饴糖20ml。饴糖是麦芽发酵做成的，所以易于吸收。将萝卜洗净切碎，绞取汁30ml，加饴糖，用沸水冲化即可服。亦可将萝卜洗净炒菜做汤，也可生吃。现代药理发现，萝卜含有木质素，能提高巨噬细胞吞噬能力，另含一种酶能分解致癌物亚硝胺，故被认为是有益的食物。近年发现，胡萝卜素亦是一种有效的防癌物质，能防止多种类型上皮细胞癌的发生、发展；同时也含水质素，已成为国内外公认的防癌食物。猴头菇，甘温，利五腑、助消化，尤对胃、十二指肠疾病疗效甚佳，可清炖做汤服用。

三、注意保护脾胃功能

中医认为，脾主升、胃主降、脾主运化、胃主受纳。要使胃液得以滋生就要保持脾的运化功能。食欲不振、大便溏泻等都是脾运化失调的表现，可常服大枣莲子汤。红枣 50g，山药 30g，莲子肉 10g，炒白扁豆 15g，红糖或蜂蜜适量，煮汤至烂熟即可。功效：健脾胃，养气血。对脾虚腹泻、消化不良均有疗效。

化疗期间胃肠反应较重，如恶心呕吐厌食等，可用炒山楂 10g，生谷麦芽各 10g，生姜 3 片，绿萼梅 6g，开水泡代茶饮。既可保养胃气，又可开胃止呕。

肝癌康复
之饮食调养

　　肝癌是我国的高发癌种之一。我国肝癌患者多有肝炎肝硬化病史。因此，肝癌的康复不是单一的肝癌疾病问题，而要了解患者既往是否有肝炎病史，嗜酒的不良习惯等，以便帮助我们针对肝脏受损的情况，进行康复调养。

　　首先，从中医讲我们要知道肝的习性喜恶。肝性喜条达而恶抑郁，与春季生发之气相应。春天万物生发与肝喜条达之性相合，正是肝脏疾病康复的好季节。情绪急躁善怒或郁闷不舒，则容易伤肝。所以肝癌患者的调养，特别要注意保持心情愉快，性情平和。很多肝癌病人性格急躁，容易生气发怒，五脏生五气，肝气不舒则影响肝的排泄功能。

　　肝藏血，养肝首先要养血。那么怎么养血呢？在十二个时辰中，丑时即凌晨一点到三点，是肝经工作的时间，"故人卧血归于肝"，就是告诉我们，丑时深度睡眠，能使血液回流并储藏于肝脏，使肝脏的功能正常工作。

另外，肝主疏泄，如果肝的气机不畅，会影响脾的运化功能，出现一系列消化症状。如肝癌病人可见呃逆、腹胀、泄泻等，这是因为肝病影响了脾的运化功能，出现消化道症状。所以中医强调，肝病患者要保护好脾胃的消化功能。在脏腑的关系中，肝克脾，一个脏有病会影响到相关的脏腑。消化功能不好，会影响营养物质的输送；肝脏得不到充足的营养，则会影响肝脏的代谢功能，即碳水化合物、蛋质量和脂肪的代谢。肝脏还是重要的解毒器官，有排泄胆汁助消化等功能。所以保护脾胃，预防肝病传变于脾，是肝病养生的重要思想。

在饮食方面，应如何根据肝癌的特点进行调养呢？

1. 肝苦急，急食甘以缓之。肝病易急燥发怒，反之气急易伤肝，甘味之品可以缓急。甘味的食物有哪些呢？"粳米、牛肉、枣、葵皆甘"（《内经·脏气法时论篇第二十二》）。牛肉性温味甘，入脾、胃经，有温补脾胃、益气养血的作用。可做牛肉粳米粥、粳米大枣粥常服。

2. 玫瑰花味甘、微苦，入肝经，气味芳香，能和肝气、养胃宽脾、理气散郁，可缓解肝郁气滞引起的胁肋疼痛，常服亦有保健作用。可做成玫瑰糕：玫瑰花300朵，冰糖500克，取玫瑰花去蒂，用水熬透，滤去渣，再熬成浓汁，加冰糖文火收糕。每次10克（约一茶匙），开水冲服，早晚各一次。（《保健素食精选》）。

3. 肝癌病人因消化功能受到影响而吸收不好，易消瘦，乏力，虚弱，可服一些具有增强免疫作用的药食同源的食物。如蜂王浆，性味甘、酸平，有益肝健脾的作用。枸杞子滋养肝肾，所含的多糖有增加免疫的作用。可用枸杞子、大枣、煮水，调蜂王浆服用。

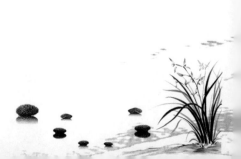

乳腺癌康复
之饮食调养

乳腺癌是最常见的严重威胁妇女生命的恶性肿瘤之一。中医在乳腺癌的治疗方面，积累了丰富的经验。在古代经典医书中对"乳岩"的描述与乳腺癌的症状十分相似。其发病内因与五脏六腑有着密切联系。从经络走向来看："乳房阳明胃经所司，乳头厥阴肝经所属"。从七情发病来说，与肝、脾两脏关系最为密切，"怒伤肝，思伤脾……，致经络气滞聚结成核"（《外科正宗》）。

所以中医认为，乳腺病应从肝胃两经调治，应注意情志的调理，特别要注意避免生气抑郁，忧思过度，气滞瘀阻造成经脉不通而日久成积。乳腺癌术后患侧上肢肿，内分泌治疗后的潮热等也是临床常见的问题。所以乳腺癌患者的康复，应注意以下几个问题。

一、心静气和

中医认为乳腺病的发生与肝郁气滞、思虑伤脾有关。乳腺癌患者要注意保持肝气条达舒畅，脾气运化正常。饮食上可多吃一些有舒肝理气功效的食品，如金桔、桔皮泡水代茶饮，也可用金桔可做成桔饼糖。取金桔

500g，桂圆肉100g，饴糖250g，将饴糖放锅内，加少许水熬成黏稠糖浆，加入金桔及桂圆肉，小火煎熬，随加翻炒，至糖能拉起成丝时离火，到方盘中摊平压实，稍冷后纵横切成小块即成。也可将佛手丝、陈皮泡水代茶饮。佛手有疏肝理气的作用，陈皮理气健脾，两者合用，既可顺应肝喜条达的习性，又帮助脾的运化，不热不燥，相对平和。如有内热者，可酌情加麦冬、菊花一起泡水代茶饮。

二、术后患侧上肢肿，做过腋下淋巴清扫手术的患者，因淋巴回流不畅会引起患侧上肢肿

因患侧上肢肿会影响日常活动，并影响上肢的功能，建议手术后在康复专家的指导下尽快进行患侧上肢的锻炼。也可用精油做患侧上肢按摩，必要时可用袖带防止上肢下垂使水肿加重。也可用赤小豆、茯苓皮煎水代茶饮。赤小豆味甘性平，活血利水消肿；茯苓皮味甘性平，健脾利水消肿；两者相伍，利水而不伤正，可长期服用。

三、内分泌治疗后的潮热症状很普遍，主要因内分泌治疗药物造成体内雌激素水平下降引起

这些病人多会出现颜面潮红，一阵阵烘热，或伴有烦躁、夜间苏醒等。根据症状表现，中医认为多属肝郁血热，常用舒肝解郁、凉血安神的方法治疗，也可用玫

瑰花、炒白芍、浮小麦、丹皮煮水代茶饮。

四、坚持运动

因内分泌治疗会影响乳腺癌患者的脂代谢，引起体重增加；或骨量丢失严重而造成骨质疏松。有些患者通过限制饮食希望达到减轻体重和改善血脂的目的。我们建议患者采用坚持适度运动的方式，一方面有利于调节脂代谢，改善体重，一方面可改善骨量丢失造成的骨关节症状。当然，内分泌治疗的患者，要定期做骨密度检查，以便进行有针对性的治疗，避免对生活质量造成影响，这一定不能忽视。

鼻咽癌康复
之饮食调养

鼻咽癌是常见肿瘤之一，其发病率虽以广东最高，但在北方亦很常见。鼻咽癌一般多发生于中年人，男性多于女性。其临床症状主要有：鼻堵、有血性或其他异性分泌物，耳鸣、胀感或听力减退，甚至耳聋，偏头痛或有复视。

由于鼻咽癌的治疗目前仍以放射治疗为主，病人常常因唾液腺损伤而出现口、咽干燥等不良反应，因此中医保健尤为重要。

中医认为，肺开窍于鼻，鼻为气道，肺之门户，"鼻者，肺之官也"（《灵枢》），"喉咙空灶也……，即肺之系也，呼吸之道路……喉咙与咽并行"（《四十二难》）。故鼻、咽部有病，应责之于肺，而肺为娇脏，易为邪侵。放射治疗往往伤津耗液，使肺气和肺津损伤，故应以养阴润肺之品保养。

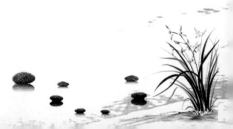

常见养阴润肺生津的食物

1. 百合，微苦性平，润肺止咳。百合含微量秋水仙碱，实验研究有一定抗癌作用。肺燥干咳时，可用百合30g，紫菀10g，冰糖适量，水煎服，每日1剂。或做百合膏：百合干150g，山药10g，冰糖或蜂蜜适量，桂花少许。将百合用开水泡发，入笼蒸熟备用；山药健脾益气生津，煮熟压成泥；锅内加清水适量，加冰糖少许煮化，倒入百合、山药泥，小火煎待汁浓稠时出锅，撒上桂花即成。

2. 银耳，味甘性平，滋阴润肺、益气生津，含多种抗肿瘤多糖。银耳清肺饮：银耳10g，百合、沙参各9g，冰糖25g，做法：将银耳浸发，用百合、沙参加水煮开，小火微沸20分钟，加冰糖调化即成。

3. 鲜藕，味甘性寒，清燥润肺，凉血止血。蜂蜜藕汁：鲜藕100g，蜂蜜25g，将藕洗净榨汁，加蜂蜜调匀，即可饮用。

4. 甘蔗，味甘性寒、清热润燥。生津止渴，甘蔗藕汁：甘蔗500克，鲜藕500克，将甘蔗去皮切小块，鲜藕去皮切小块，共榨取汁，1日3次饮用。

甘蔗菊花饮：甘蔗500克，菊花50克，将甘蔗切片，同菊花加水煎煮去渣即可。除生津止渴外，还有清热解毒作用。

饮食 美容 自信

　　肿瘤患者在接受化疗、放疗或内分泌等治疗的过程中，往往会引起皮肤色素沉着、皮肤晦暗等。我在门诊时，常有患者问我，吃什么对改善皮肤有帮助？其实，到皮肤变得晦暗、色斑多时，靠吃已有点儿"来不及"了。我的一位患者曾对我说："我的脸色这么难看，我都不愿意出门了。"看来注意保养皮肤，让自己皮肤靓丽，对增强患者的自信，提高生活的勇气有很重要的意义。

　　哪些食品对皮肤有益呢？美国《侨报》报道，食物与皮肤之间有密切联系，皮肤科专家总结出 10 种对皮肤有好处的健康食品。

　　1. 西兰花：含有丰富的维生素 A、C 和胡萝卜素，能增强皮肤的抗损伤能力，有助于保持皮肤弹性。

　　2. 胡萝卜：胡萝卜素有助于维持皮肤细胞组织的正常机能，减少皮肤皱纹，保持皮肤润泽细嫩。

　　3. 牛奶：皮肤晚上最喜爱的食物，能改善皮肤细胞

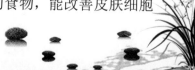

活性，有延缓皮肤衰老、增强皮肤张力、消除小皱纹功效。

4. 大豆：含有丰富的维生素 E，不仅能破坏自由机的化学活性，抑制皮肤衰老，还能防止色素沉着。

5. 猕猴桃：富有维生素 C，可干扰黑色素生成，并有助于消除皮肤上的雀斑。

6. 西红柿：含有番茄红素，有助于展平皱纹，使皮肤细嫩光滑，常吃西红柿还不易被晒伤。

7. 蜂蜜：含有大量易被人体吸收的氨基酸、维生素及糖类，常吃可使皮肤细嫩，有光泽。

8. 肉皮：富含胶原蛋白和弹性蛋白，能使细胞变得丰满，减少皱纹，增强皮肤弹性。

9. 三文鱼：富含 ω-3 脂肪酸，能消除一种破坏皮肤胶原和保湿因子的生物活性物质，防止皱纹产生，避免皮肤变得粗糙。

10. 海带：含有丰富的矿物质，常吃能调节血液中的酸碱度，防止皮肤过多分泌油酯。

除了饮食外，选择化妆、护肤品也是保护皮肤的重要方法。肿瘤患者应选用保湿和增加皮肤弹性的化妆品。

当然，对护肤品的选择要以质量和适合自己的皮肤为原则。当你每天起床、梳洗照镜子时，看到自己面容晦暗、憔悴就会加重心理负担，失去信心；而当你稍加淡妆，看到自己"还行时"，心情就会大不一样。所以容颜影响到患者对生活的信心。国外非常关注患者这方面的需求，已有专门针对肿瘤患者的美容护肤品。好的生活质量源于好的心情，肿瘤患者和普通人一样，也需要美。让我们把自己打扮得漂亮一些，生活才会充满自信，人才会充满信心。

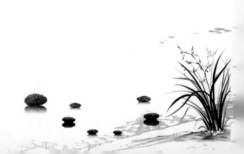

谈谈
起居与养生

很多患者来就诊时，常会问："我生活上还应注意些什么？"谈起养生，人们常常就会与吃什么联系到一起。其实，顺应自然的起居生活也非常重要。人是生活在大自然的环境中的，身体的内环境与自然环境的变化息息相应，就像海水涨潮退潮一样。

肿瘤患者，特别是经多次化疗后，免疫力较低，怕风怕冷。除了必要的药物治疗外，向大家简单介绍一下《内经》中顺应四时的自然养生法。

早在几千年前，《内经》中就提出了四时"养生""养长""养收""养藏"的具体方法，即顺应自然界阴阳消长规律来养生，以达到增强调节生命节律的能力，保持人体内外环境的统一，防止疾病的发生。

春季：自然界规律的特点是"天地俱生，万物以荣"。起居养生方法以"夜卧早起"为佳，目的是"养生"（养阳）。春季从立春日始，止于立夏前一日，人们应晚睡早起，以应春天阳生阴退的趋势。因为肝属木，肝对应春季，失常的后果是"逆则伤肝"。按中医五行学说，肝木伤则不能生心火，故在夏月火令之时，反而易生寒证。因"奉长者少，夏为寒变"。

夏季： 自然界规律特点是"天地气交，万物华实"。起居养生方法仍以"夜卧早起"为佳，目的是"养长"（养阳）。夏季人们亦应晚睡早起，以应万物生长茂盛之气。心属火，对应的是夏季，失常的后果是"逆则伤心"。夏季暑气乘虚而入，至秋，肺气收敛而暑郁于内，寒热往来易生疟症。因"奉收者少，秋为疟症"。

秋季： 自然界规律的特点是"天气以急，地气以明"。起居应"早卧早起，与鸡俱兴"，目的是"养收"（养阴）。秋三月包括立秋、白露、秋分、寒露、霜降等六个节气。人们起居时间应早睡早起，以应秋季万物平定的气象。肺属金，对应的是秋季，失常的后果"逆之则伤肺"。如秋季阳气未收，则使冬季闭藏之气力弱，到冬天则因阳虚于下而易发生完谷不化的泄泻之症。因"奉藏者少，冬为飧泄"。

冬季： 自然界规律的特点是"水冰地坼"。起居应"早卧晚起，必待日光"，目的是"养藏"（养阴）。冬三月的六个节气是立冬、小雪、冬至、小寒、大寒。人们起居应早睡晚起，以应自然界万物生机潜伏，闭藏之象。注意避寒保温以养阴。肾属水，对应的是冬季，失常的后果为"逆之伤肾"。因肝主筋，旺于春，需肾水之涵养。如冬季养闭藏之气不足，则春季肝主"生发"之气的能力减弱，春季易发痿厥之病。因"奉生者少，春为痿厥"。

"春夏养阳，秋冬养阴"指春夏养生应顺应自然界阳气渐生而旺的规律，即所谓"养阳"，从而为秋冬抵御寒气打基础。秋冬养生则应顺应自然界阴气渐生而旺的规律，即所谓养阴，从而为来年春夏的热暑消耗储藏体力。

在几千年前的远古时代，人们从生活经验中总结出的养生抗病规律是有一定道理的。俗话说"日出而作，日落而息"，就是告诉我们生活起居要与太阳昼夜变化、四季冷暖相应。身体的健康和疾病的康复，有它自己的规律，又与我们生活其中的自然环境相关。人体的生物钟与太阳的昼夜变化密切相关。俗话说："跟着太阳走，活得才长久。"可不能小看起居和养生的关系呢！

健康有道，
道法《内经》

生活节奏加快，工作压力加大，在网络信息飞速发展的时代，人们越来越关注健康问题。吃什么？怎么吃？补什么？怎么补是最常见的养生话题。在中国古代医学的经典著作中，对养生防病有独到的论述，很有现实意义。

祖国医学十分注重养生防病，《素问·上古天真论》中以问答的方式，回答了黄帝提出的"上古之人皆度百岁，而动作不衰"的长寿问题，"其知道者，法于阴阳，和于术数，饮食有节，起居有常，不妄作劳，故能形与神俱，而尽终其天年，度百岁乃去"。人要了解修养之道，懂得修身养性之法。节制饮食，起居有规律，不过度劳倦，才能使身体健康，充满精力，益寿延年。反之饮食劳逸没有节制，"以酒为浆，以妄为常……不知持满，起居无常，故半百而衰也"。

人们的生活习惯、生活环境、工作性质可有不同，但保持适合自己的工作生活规律非常重要。饮食、起居、工作有规律，才能保持生物钟的正常运转，保持自身的抗病能力，使身体内部各系统处于平衡的状态，所以生活规律对保持身体健康的重要性不亚于吃。

　　有个病人看病时对我说，最近感到很疲劳。原来他为了锻炼，每天上午走一万步，然后去公园打拳。开始还不觉得怎样，十几天后感到身体疲惫难以恢复。所以心情紧张地来看病，担心肿瘤复发。因他是系统治疗刚结束，做了复查病情稳定未见复发转移，所以考虑和他的锻炼过度有关。中医认为，人是宇宙的一部分，与自然界的变化有一定规律，人的养生也要顺应不同季节的变化。春夏养阳，秋冬养阴，逆之则灾害生，劳疾不起，故《素问·四气调神大论》说："春三月，夜卧早起，广步于庭，以使志生，此春气之应养生之道也；夏三月，夜卧早起，无厌于日，使志无怒，此夏气之应养长之道也；秋三月，早卧早起，与鸡俱兴，使志安宁，此秋气之应养收之道也；冬三月，早卧晚起，必待日光，使志若伏若匿，去寒就温，无泄皮肤，此冬气之应养藏之道也。"春夏两季，天气由寒转暖，由暖而暑，夜卧早起，清晨在室外散步活动，有助于阳气生发体力充沛。秋季气候转凉，早睡早起以适应天渐短、夜渐长的变化，收养阳气。冬季寒冷早睡晚起，以保存阳气，在开春天气初暖乍寒，易感疾病时才有抵抗力。实际上，一些国家一直在实行夏时制，这是和冬季不同的作息时间，也是顺应了人体生物钟与季节的变化，是有一定道理的。顺应四时变化而调整作时起居，使人与自然协调统一，而其要义在于随季节变化调养神志以保护正气，"适寒温，御精神"而养生防病。

适当运动也是养生保健的重要环节，忽视了运动，会因劳伤而致病。故"莫久行，久立，久坐，久卧，盖以久视伤血，久卧伤气，久坐伤肉，久立伤骨，久行伤筋也"。任何事物过度就会适得其反，久行久立是劳，久卧久坐也是劳，即过逸也会致病。现在办公已网络化、电子化，久坐的工作方式已很普遍，不要小看坐一小时起来活动一下的重要性。坚持适当运动，既不过劳也不过逸，使肌肉、筋骨、气血、经脉保持疏通才能保持健康，此为养生又一要义。

　　古人在养生方面也很重视修养德性，故提倡"恬淡虚无，真气从之，精神内守，病安从来"。安静质朴，不为物欲，才能做到身心不倦，气调而神安。

　　总之，生活规律有节制，顺应自然作息，劳逸结合不过度，修养德性调心志，使身体阴阳平衡，是古人提倡的养生之道。这些道理虽然出自几千年前，但今天读起来仍不失为真谛。

健康有道，道法《内经》

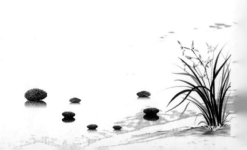

肿瘤患者
康复指导

当肿瘤治疗结束后，患者在终于松口气的同时，很快又会面临新的困惑："下一步我该怎么做？""我的病是否已治愈？""我可以正常生活和工作吗？"这是每个患者及其家属需要面对的新挑战。

肿瘤和肿瘤治疗会给患者及其家庭带来一系列的改变，大家需要重新调整机体和情绪，应对新的问题，获得有质量的生存和健康。

一、对疾病的焦虑

担心肿瘤复发是每个患者内心焦虑的问题。甚至每次复查都是一种忐忑不安的经历。这对我们的健康无疑是不利的。那么如何避免盲目的担心，保持良好的心态呢？

1. 与主管医生沟通，了解自己疾病的诊断、分期、病理特点，因为这些因素都会影响预后。

2. 定期复查，及时发现新问题，及时治疗，这样仍然可以获得长期生存。

3. 做自己能做的努力，坚持健康的生活方式。

4. 避免盲目焦虑，保持心情愉悦。

二、积极应对因治疗副作用引起的痛苦

肿瘤治疗会有一定的副作用，如疲乏、皮肤暗斑、周围神经（手指、脚趾）麻木疼痛等。放疗也可因放疗部位不同而造成不同的放射损伤，如放射性肺炎、放射性食管炎、放射性肠炎、放射性膀胱炎、放射引起的皮肤损伤等等。有些症状可持续数月或一年以上。

靶向药物也有一定的不良反应，根据药物不同可出现皮疹、甲沟炎、腹泻、乏力、水肿等，严重影响生活质量和躯体功能，也是患者生存面临的新挑战。

出现这些副作用时，我们建议：

1. 咨询专业医生得到指导帮助。

2. 采取必要的预防干预方法，建议中西医结合控制和改善症状。

3. 进行专业的康复训练，如周围神经损伤的恢复锻炼等。

三、认识到复查随访的重要性

重视复查随访，保持治疗的系统性，无论对您的身体还是情绪健康都是至关重要的。它的意义在于：

1. 定期检查，观察肿瘤是否复发。

2. 医生会对您的健康问题及时做出判断，是由肿瘤产生的还是因治疗产生的，或是非肿瘤疾病引起的其他问题。

3. 避免自己盲目地担心和焦虑。

4. 如果发现肿瘤复发或转移，便于及时干预处理。

5. 医生会根据您的情况，告知随访复查的间隔时间和内容。

四、什么是癌症康复

根据肿瘤发生的部位，某些肿瘤和肿瘤治疗可引起身体解剖结构的改变或躯体功能障碍，使患者的生活、社交活动受到影响，因此产生新的心理问题。

癌症康复是帮助患者调整和改善由肿瘤或抗肿瘤治疗产生的躯体功能问题。其目标包括：加强行走能力，维持躯体功能和增强病人的独立生活能力；同时帮助患者面对生活的新问题，树立勇气、重塑健康。

癌症康复可以改进与健康相关的多方面问题，如增强体质，放松心情，改善焦虑，提高体能，增强信心等。因此，重视康复才能达到预期的生活质量。

我们建议：

1. 在康复专业医生的指导下，制定康复目标和训练计划。

2. 根据体能改善情况循序渐进。

3. 设定目标，持之以恒。

4、增强信心，保持乐观。

五、管理健康的方法

很多患者转院就诊或复查时，往往会忘记初次诊断和治疗的详细情况，以及过去治疗曾用过的药物等，他们也从未想过如何管理自己的身体，这都给随访和进一步治疗带来了困难。

为避免以上情况，特推荐以"癌症治疗总结"的形式，坚持进行详细的个人健康记录，如诊断、治疗、复查结果等。这是值得推荐的管理自己健康的方法。这些信息有助于监测和了解您的身体和肿瘤疾病状况。您的医生将根据这些信息，以及您的需求和选择指导您的随访、治疗和康复计划。所以，学会管理自己的健康十分重要。

我们推荐给大家一张简单的癌症治疗总结表，可以撕下来贴在墙上，便于每天记录和随时对比。

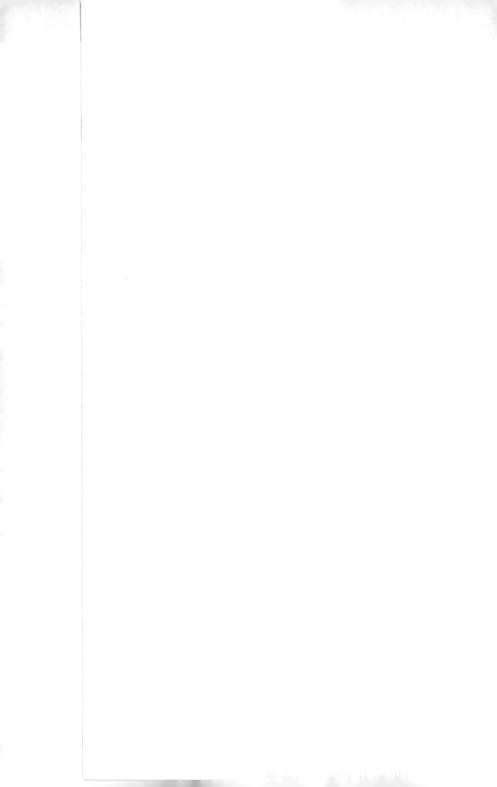

养病与养神

生病后在家休息，调养身体，老话儿叫"养病"。养病的人，特别是肿瘤患者问的最多的是用什么补药补身体好，吃什么有营养的食物对身体好。其实，还有一个很重要却常被忽略的调养方法—养神。

中医经典《内经》中有这样一段话，黄帝问岐伯曰"何失而死？何得而生"？ 岐伯回答"失神者死，得神者生也"。可见神对于生命的重要性。但神看不见，摸不着，好像很抽象。神实际上是人整体生命活动的表现。俗话说"人活精气神"，可见老百姓对神的意义有很深的体会和理解。那么怎样养神呢？我们的祖先早就告诉我们"静则神藏，躁则消亡"。静，是养神的关键。

患肿瘤后，有很多因素会干扰我们。如疾病或治疗的痛苦会产生焦虑或恐惧，有的患者每次复查前都会紧张得睡不好觉；有的患者总想不通为什么自己会得癌，脾气变得暴躁，爱生气发火；有的患者仍因一些事情而纠结……这些都不能使我们静下来，不利于养病和康复。人安静则气血运行平和，阴阳平衡不涉邪气，神宁以内藏；

人躁动则气机紊乱，阴阳失衡，触冒邪气，神扰而离散以致消亡。

　　静，是要让内心平静放下一切。静，不是不动，而是适当运动。有些运动可以帮助我们调息调气，使气机条畅，气血运行平和，精神内守，人会自然地静下心来。还有一些如音乐、书法、绘画等也可以修养心性。所以，养病要养神，从静中体悟内心和身体的变化，增强身体的正气，有利于早日康复。

运动
与养生康复

　　肿瘤病人在接受放、化疗时，往往比较关注用饮食和补品调理，而忽视了身体康复的另外一个重要因素——运动。最近看了一篇报道，讲美国一癌症患者在化疗期间环美长途骑车锻炼的消息，他承受了很大的困难和挑战，但还是坚持下来了，并取得了成功。我深深佩服他的毅力，在感动之余也查阅了一些文献，希望找到更多的科学依据，如果运动有利于患者的康复，与患者分享不是很好吗？

　　美国密苏里—哥伦比亚大学的一项研究发现，锻炼能改善癌症病人近期化疗时的生理功能，如上楼梯或一定距离散步的能力，锻炼还能缩短体力恢复的时间，并有助于提高对抗癌治疗副作用的耐受力。研究还发现，锻炼有助于改善癌症病人的一般状况，可减少疼痛、恶心呕吐、疲乏等症状，提高患者的生活质量。

　　另一项研究发现，锻炼不仅能帮助免疫系统功能的提高，增加抗病能力，同时可减少癌症病的复发。因为锻炼有助于新陈代谢，通过加速血液循环，呼吸、排尿、

91

出汗等可加速对有害物质的排泄；锻炼还能调整体内激素，帮助释放心理精神压力，而这些压力会增加患病的机会。

一项"锻炼可帮助乳腺癌患者生存"的研究表明，锻炼对正常体重和超重乳腺癌妇女都有益。锻炼能显著降低超重妇女的雌激素水平，乳腺癌妇女在接受放、化疗时，锻炼可使雌激素处于较低水平，从而对延长生存有益。

所以锻炼对肿瘤病人的康复非常重要。放化疗之后，包括治疗的间歇期，特别是治疗中，只要身体允许，锻炼应尽早开始。锻炼时必须掌握好运动量。一般来说，可选择自己喜欢和容易掌握的锻炼方法，以锻炼后感觉舒服不累为原则，循序渐进。

早在几千年前，祖国医学对于运动养生就有记载："虽常服美饵而不知养生之术，亦难以长生也……流水不腐，户枢不蠹，以其运动故也。养性之道，莫久行，久立，久坐，久卧，盖以久视伤血，久卧伤气，久坐伤肉，久立伤骨，久行伤筋也。"意思是说，虽然常吃美味糕饼，不知运动是养生的重要方法也不能长生。流动的水才不会发臭，转动的门轴才不会被虫蛀。古人的形象描述可见对运动养生的高度重视。运动能行气活血、疏通经脉，可加强体内的代谢和脏腑功能活动，有利于强壮身体。锻炼是需要毅力和勇气的。患者在治疗时身体可能会很不舒服，在这种情况下，要根据身体情况慢慢来。散步、气功、瑜伽、太极拳等都是很好的锻炼方式。我身边的好几位患者朋友，在治疗和康复期都坚持锻炼，不仅保持着很好的精神状态，甚至觉得自己的身体状况比得病前还好。所以，得癌症并不可怕，关键是从得病中吸取生活的教训，学会做自己健康的主人。希望我们的患者在注意饮食调养的同时，积极地进行适当的锻炼，并掌握科学的锻炼方法，使身心得到更好和更快的康复。

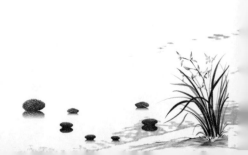

癌症患者
如何进行身体锻炼？

与肿瘤患者聊中医

　　肿瘤和肿瘤的治疗都会对患者的身体造成不同程度的伤害，给他们带来很大痛苦。今年 NCCN 首次发布了《癌症生存者指南》（以下简称《指南》），对患者常见的症状和问题，如焦虑和抑郁、认知障碍、锻炼、疲乏、免疫、疼痛、性功能、睡眠障碍等做出了具体指导。

　　大多数癌症患者都需要进行康复锻炼，那么有哪些原则我们应该了解呢？

　　我们知道，身体活动对恢复体力是非常重要的。我们要鼓励病人进行身体活动，尽快恢复日常生活。《指南》强调："应根据每个患者的习惯和爱好制定个体化的内容。"有的病人锻炼后感觉很累，超过了自己能承受的时间或强度，这是不适宜的，甚至会增加身体伤害的风险。

　　所以《指南》建议：每周进行中等强度的活动 150 分钟以上，或较大强度的活动 75 分钟以上。同时，每周要进行 2～3 次肌肉力度训练。

由于患者的身体状况不同，为了安全，身体锻炼也要进行评估，评估内容主要包括：

• 体重/BMI，血压，贫血病史和一般情况；

• 治疗的合并症：如心肌病，肺部疾病，关节炎，周围神经炎，骨密度，是否需要行走工具的帮助等。

• 有严重贫血和感染的患者，应避免锻炼，以防加重病情。有心肺合并症、淋巴水肿、严重疲乏的患者，由于锻炼会有较高的风险，也应谨慎。

中医对身体的活动锻炼有独到观点。中医的养生理论强调"善养生者，必先养气，能养气者，可以长生"；"元气流行者寿，元气滞者夭"（《内经》）。中医重视人体的元气，认为元气运行对血脉、脏腑功能有推动作用，可以增强内在正气。中国传统的太极拳、太极剑，正是用气推动血脉、脏腑、筋骨的活动，通过导引行气，使筋柔体健，心静气和，这对保养精气十分重要，可达到养生康复的目的。

在身体活动方面，中医、西医方式不同，各有特点。但都强调身体锻炼对恢复健康和提高生存质量的重要性，以及需要掌握适宜的锻炼方法。

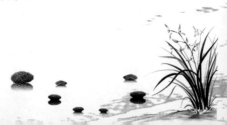

保持健康的体重，保证充分的体育锻炼，合理膳食。通过这些健康的生活方式可降低肿瘤复发的风险，提高无病生存率。这样才能从中收获健康，给生命注入新的活力。

为什么
要睡好子午觉？

在门诊经常会遇到有睡眠障碍的肿瘤病人。有因患癌症之后情绪焦虑者，有因化疗或其他治疗的副作用而影响睡眠者，也有因患病后家庭不和睦心情抑郁者，还有长期失眠用安眠药才能入睡者。临床多有入睡困难，多梦，早醒，无睡意等不同表现。长期睡眠障碍会导致患者精神不振，疲乏无力，甚至情绪改变等。睡眠是恢复精力体力最好的休息方式，有研究证明：在睡眠最深的时候，正是体内免疫物质释放最多的时候，从而使身体防病抗病的能力增强，有助于提高机体的免疫力。所以对肿瘤病人来说，好的睡眠至关重要。

中医把阴阳调和看作是养生防病的根本。结合到我们的生活中，睡好子午觉，就是最贴近实际的例子。那么什么是子午觉呢？子时，是指夜半23点至凌晨1点，正是阴气由盛渐衰，阳气初始渐长，阴阳交替的时辰。我们在此时睡好觉，可顺应阴阳交替，助阳气之升发，第二天才会有饱满的精神工作生活。如果这时不睡觉或睡不好觉，阳气生发不足，阴气则不能内藏，长期以往就会阴阳失调，影响身体的健康。此外，子时是胆经工作的时间。胆腑通畅，有助于胆汁的排泄，胆经疏通有助于胃肠的消化吸收，胆经受阻则会出现胸胁胀满、口苦烦躁的症状。"凡十一藏，取决于胆也"说明养护好胆经的功能对机体整体至关重要。所以此时一定要休息好。午时，是指中午 11 点到 13 点的时辰，这个时辰是阳气由盛而弱，阴气始生之时，此时休息可助阴气之内藏，顺应阴阳交合。另外，此时是心经工作的时辰，心主神明，主血脉。午时小憩，有助于静养心神，使血脉运行畅通，下午精力更加充沛。子午之时都是阴阳交替之时，顺应时辰睡眠则顺应阴阳交汇，利于身体健康，更有利于机体免疫力的修复。俗话说："宁舍一顿饭，不舍子时眠。"可见子午觉的重要性。所以我们千万别忽视了睡眠的作用，特别是要睡好子午觉。

看到病友出现癌症转移
心情如何调整？

看到病友出现癌症转移时，自己的心会"咯噔"一下，无疑会使自己本就受过打击的心情，又添加了一份压力。我们应怎样调整自己的心情呢？

一、首先，要了解癌症转移的有关知识

癌症是否会出现转移，往往与肿瘤的预后因素有关。①首先是肿瘤的病例类型：以肺癌为例，小细胞未分化癌的预后较非小细胞癌要差。肿瘤的分化程度：低分化癌较高、中分化者预后要差。激素受体和基因表达情况：乳腺癌受体阳性者，内分泌治疗预后效果相对要好；HER-2 高表达与乳腺癌治疗和预后有密切相关性。②其次，初治时肿瘤的分期也很重要：早期的预后较好，而中晚期，有淋巴结转移或肿瘤已侵袭周围脏器或已有转移者预后要差。所谓预后差，就是容易出现复发或转移。例如，我们曾经收治的一位肠癌肺转移患者，患肠癌术后 1 年 8 个月，系统治疗后出现了肺转移。患者一般情况很好，但为什么会转移呢？追问病史，了解到因为他手术时淋巴结转移 8/10，有脉管癌栓，这意味着有转移

复发的高风险。了解了这些一般规律，我们对病友出现转移时就不那么害怕，不会盲目给自己增加压力了。

二、另外，要保持平静的心态

如何保持呢？说起来容易，做起来难。人活着总会有高兴的事，痛苦的事，烦心的事……影响我们的情绪，这是可以理解的。但能否从不愉快中走出来才是最重要的。心情、情绪的调适，最重要的是要有自控能力。中医讲"恬淡虚无，真气从之"。就是告诉我们，要学会保持情绪平静，不要有过多的想法和欲望，才能使正气调和从顺。

要想正气足，首先心情好，这是中医修养心神的重要方法。遇到问题时，能及时调整自己的心情，也是一种修养。境由心造，要学会排除烦恼。保持平和要靠自己的努力来做到，许多事情换一个角度去思考，心情就会大不一样。记得当 SARS 在北京肆虐流行时，有的肿瘤病人不能来院及时治疗，心情焦躁不安，担心耽误治疗。在我们耐心解释后，病人理解了在当时的情况下，一旦感染上 SARS，对生命威胁更急速、更严重。患者分清了轻重缓急，心情也就平和了。随着社会的发展，文明的提高，人类对健康的概念也有了新的内涵。健康不仅指身体无病，而且包括心情愉快。心态健康，才会享受人生，而不总是抱怨挫折与痛苦。在生活的道路上，总会遇到各种各样的困难，包括疾病。生、老、病、死是自然规律，要学会不和自己较劲，善待自己，善待生活，随遇而安。

毕竟生活中美好的东西更多，经历痛苦更加能体会生活的含义。好的心情意味着好的生命质量，做自己生命健康的主人，才是关爱自己、珍惜生命。有两句话读后很受启发，在这里与大家分享：

　　人无论干什么，成功与否其实并不重要，重要的是调整一种最佳的生命状态。

——中力雯

　　人必须静下心来，调整情绪，让偏差消失，使位置回归，这是一种寻找，是人在认识到危险或困难的情况下，一种最正确的做法。

——星　竹

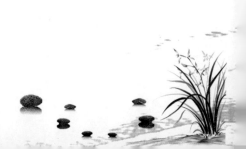

求医
经历的启示

前几天在门诊时遇到一件事，使我再次感到让患者了解如何看中医，如何理解中西医结合治疗肿瘤的必要性。事情的经过是这样的。

有一位患卵巢癌，肠及腹腔淋巴结多发转移的病人，由于转移范围较大，出现肠梗阻而做了姑息造瘘手术，使患者每日能正常排便。术后患者恢复顺利。但胃肠功能差，腹泻症状明显。经中药调理后，食欲改善，排便次数减少。出院后，患者慕名去别处求医。服两剂中药后无排便并呕吐不止。随后再次前来就医。经拍腹平片考虑小肠梗阻。我们分析梗阻原因，可能与用中药固涩药引起肠蠕动减慢，排空受阻有关。经输液并给予理气润肠中药，病情缓解。患者感慨地说："真不知道中医还有不同，可不敢盲目求医了。"患者术后配合中药没有问题，但因医生忽略了这位患者的病情需要保持大便通畅，而用固涩药使其出现了肠梗阻。

同样用中药，为什么会有两种结果呢？患者在求医时应注意什么呢？

与肿瘤患者聊中医

首先，我们还是建议到中医肿瘤专科医生处就诊开中药。因为中医肿瘤专业的医生能掌握肿瘤现代医学知识，比如肿瘤的诊断、分期和常用治疗手段等，以及治疗中可能出现的临床问题。其次，当您就医时，医生会主动了解您目前的疾病和治疗情况，更好地运用中医帮助您解决痛苦和问题。很多病人还是存有侥幸的心理，希望找"灵药"治疗肿瘤，结果用药不当走了弯路。这是我们应该吸取的经验教训。

　　由于肿瘤的特殊性和治疗的复杂性，多学科综合治疗已成为共识。这就像打仗用兵，根据病情和患者身体情况，选择不同手段，控制肿瘤，争取生存。例如晚期肿瘤患者，当肿瘤给患者造成的痛苦严重影响生活质量或造成生命威胁时，应以尽快解除或减轻患者的痛苦为主，即中医"急则治标"的方法。当患者的体质较差，但尚未失去治疗机会时，应通过中西医结合手段给予扶正，待体质恢复后再进行适当的控制肿瘤治疗，即中医"缓则治本"的原则；当患者因内科疾病、年龄等因素或经多次治疗无效，身体不能耐受而不适合再做积极的抗肿瘤治疗时，则应以减轻患者的痛苦，延长生存为主，即中医"标本兼治"的原则。不管采取什么样的治疗手段，中西医结合，始终以患者的生存质量和延长生存为目的。我们既要积极争取治疗，又要客观面对病情，做到对自己的生命负责。

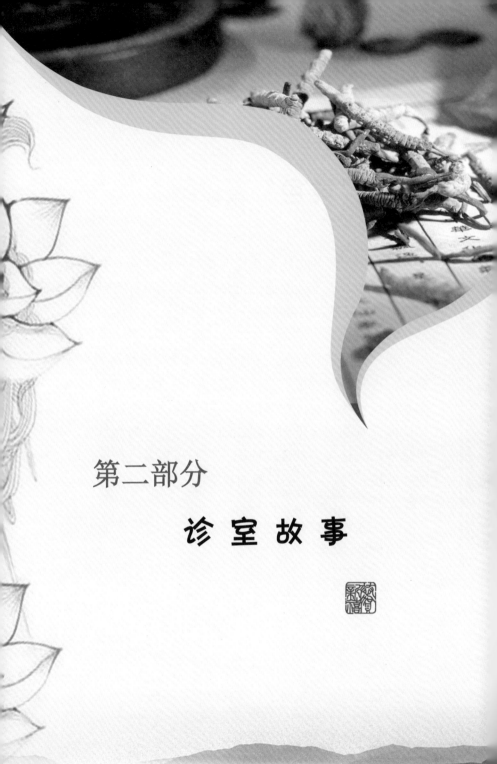

第二部分

诊 室 故 事

"黄色"祸首

"大夫，我的皮肤怎么这么黄啊"一位三十岁左右的年轻女性，患了乳腺癌，正在做化疗。因白细胞下降来看中医。显然，皮肤的颜色使她很纠结。

我观察着她的脸色，皮肤淡黄，不是中医描述的"萎黄"，也不是肝病常见的"黄疸"。我请她伸出手来，原本粉红色的手心，像渗出了一层淡淡的黄色粉彩。这种情况还真是很少见到。我详细看了她近日的血常规、生化等检查结果，都没有问题，我心里想着"什么原因呢"？接着问她："你以前的皮肤颜色是这样吗？"

"不是，她以前的皮肤可不是这个颜色！"她妹妹在一旁忙说。

"你觉得皮肤黄有多长时间了？"

"大概两个月吧。"

"最近吃什么东西了？"我带着疑惑问。

与肿瘤患者聊中医

"为了增加营养，我每天都榨胡萝卜汁喝"她想了一下回答。妹妹补充道："听人说胡萝卜素能抗癌，所以我姐姐从得病起，每天都喝胡萝卜汁。"

　　"一次用几个胡萝卜啊？"我发现了线索，接着问。

　　"大概 3～4 个，榨满一杯吧。"她回答道。

　　终于找到原因了。我在翻阅资料时曾看到记载，从蔬菜中摄取过多的胡萝卜素，会产生胡萝卜素过多症，其表现为皮肤发黄，但对健康无害。停止进食后，黄色就会消退。于是我对她说："进食过多的胡萝卜素，就会出现皮肤发黄的情况，停止服用后症状就会消失，所以不用担心。但是，仅强调多吃胡萝卜素就能防癌抗癌的说法是不全面的。我们提倡饮食结构多样化，这样才有助身体健康。何况您患的是乳腺癌，对绝经前乳腺癌患者来说，不喝含酒精的饮料，坚持锻炼才是更重要的。"她听了后，一脸释然，默默地点头。

　　看到她满意的眼神，我也有一种充实感。今天，我进一步认识了"胡萝卜素过多症"。

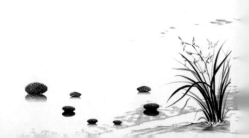

隐 情

一天我出门诊，在下一个患者进诊室前，护士递上一个纸条，上面写着：患者不知病情，请不要告诉他。

一位老人被女儿扶着进来坐下，在问询了不舒服的症状之后，老人说："我没啥大病，就是吃东西有点噎，打个嗝儿就舒服点。做了检查，女儿说没什么事，让我吃点中药。"他说完望着我，眼神中流露出得到肯定的期待。女儿见状马上对老人说："爸，医生号完脉了，您出去等会儿，我拿药方。"

这一幕就像司法机构请证人作证，只不过证人换成了家属陪着病人来，而我则扮演了询问记录的角色，这让我感到很不舒服，是从医以来一种很少感到的被动。老人得的是食道癌，因为浸润到周围组织，外科医生不建议手术。"你父亲的病，请放疗科看过吗？"我问道，没有马上把处方给她。"他不知道患的什么病，我没告诉他。"

"为什么不告诉他啊，他以前做什么工作？"我接着问。她看了我一眼，似乎觉得问得太多了："他脾气倔着呢，知道得的是癌症就不治了。"

"你真的知道父亲的想法吗？也许和老人说明事情，选择一个更适合他的治疗方案，你将来会不留遗憾，父亲也能接受呢！"我没有放弃，接着说。

她看我是诚恳的，就说："告诉你吧，我妈前两年去世，老人孤单，搬来和我一起住。我没有别的兄妹，孩子又小，我工作忙，实在没时间跑医院。和先生商量就吃中药维持算了。"原来是患者的女儿因父亲的病，碰到了生活的新难题。老人脾气倔的背后有隐情啊！

我想，如果患者认可女儿的做法则罢，如不认可，他心里会是什么想法呢？想着老人期待的眼神，我因没有机会和老人沟通而心存遗憾。老人糊里糊涂地来到医院，又糊里糊涂地离开。将来老人痛苦时，做儿女的，心里能平静吗？

隐

情

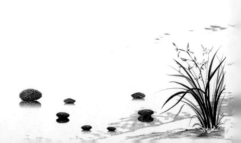

"我最担心
的问题是……"

随着诊室的门被推开，一位四十岁左右的男子，坐在轮椅上被推了进来。他的身体几乎填满了座椅，可见体重一定不轻。

"我已做完了直肠手术，也做完了化疗。家人劝我回国来看看中医。"他得的是直肠癌，Ⅱ期，在加拿大某医院做了保肛手术，完成了术后辅助化疗。化疗的副作用不大，患者饮食也没受太大影响，血象也基本正常，现在恢复中。"有什么其他不舒服的症状和问题吗？"我问道。

"我发现国内和加拿大的治疗方案和用的化疗药基本一样，医生对疾病的看法也差不多。我想开点中药带回去。其实，我最担心的是复发。"他很直爽地说。

"您平时爱运动吗？坐轮椅是有什么不舒服吗？"他对我提的问题有点诧异，但还是回答了我："我工作很忙，平时很少运动。我的腿没问题，术后懒得走，坐轮椅舒服些。"

我看着他有些疑惑的表情，向他说明生活方式与直肠癌的关系。特别是近期的研究表明，久坐的生活方式对直肠癌的发生有肯定的影响。他听到这里，他疑惑的表情转为兴奋，说："我出门就开车，哪怕十分钟的路程也是这样，已成习惯了。很少走路，更别说运动了。化疗后因为补充营养，体重还长了。"

　　接着，我为他计算了 BMI 体重指数，显然超出了正常范围。"如果不改变生活方式，加强锻炼和身体活动，光靠药是不行的。久坐与直肠癌形成有明确关系，对于预防复发同样重要。"我也直言不讳。

　　"这是我得到的最有价值的建议。"他说着从轮椅上慢慢站起来，握住了我的手。

　　我没有给他开中药，只是给了他一些服中药的建议和注意事项。看着他满意的笑脸，我也感到很欣慰。

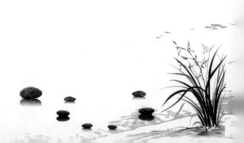

我还能活多久？

　　一位晚期肠癌的老人在子女的陪伴下前来就诊。老人面无表情地坐着，好像很不情愿的样子而女儿在喋喋不休地说着母亲的症状。因为家人没告诉老人病情，症状也围绕着过去的慢性病描述。当我再次和老人沟通她希望得到什么帮助时，她冒出一句话："我还能活多久？"可见，她已猜到自己的病，并在担心自己生命大限的时间了。

　　这是一个很难马上回答的问题。自古以来，人们一直在追求生命的长久。当患了癌症时，首先想到的是还能治吗？还能活多久？死亡的问题自然而直接地摆在患者和家人的面前。除了快速发展的医学进步给患者带来可能的生存获益外，还有很多不确定的因素会影响疾病的变化和生命存活的时间。

　　不久前，我看到一则报道，讲的是台湾的一位教授患癌后的故事这引发了我的思考。这位患者2008年发现晚期肝癌，手术切下2公斤重的肿瘤，半年后肺内多发转移，进行了靶向药物治疗、放疗和化疗。2012年，肝脏肿瘤复发，再次手术切除。至今他健康生活，并在多个场合分享自己治愈的故事和体会。他精彩的讲演鼓舞了很多患者。是什么使他在肿瘤晚期将要告别人世时绝处逢生？用他自己的话来说，就是改变。他回顾了自己走过的人生历程，总结了"十不"的经验，生活回归简单。同时，改善饮食结构，放松心情，加强运动，充足睡眠，终于获得了长期高质量的生存。

翻开《黄帝内经》，发现古人早就告诉我们应如何保养身体，避免生病和早夭。"上古之人，其知道者，法于阴阳，和于术数，饮食有节，起居有常，不妄作劳，故能形与神俱，而尽终其天年，度百岁乃去。"这就是说，我们要遵循自然变化的规律而养生。选择自己感兴趣的工作，随着生物钟的变化饮食并有节制，按四季变化规律起居，不过度损耗身体的元气，使身体和元神相和，则能尽终天年。

大道至简，生命至优。这看起来是太简单不过的道理，但我们却往往难以做到。李开复在晚期淋巴瘤的治疗中，在死亡线上进行人生的思考，写了《向死而生》。把自己的感悟归纳为"补修的七个死亡学分"，第一个就是健康无价，总结自己违反正常生活规律的饮食、睡眠、起居习惯和过劳，用生命付出的健康代价。

德国哲学家马丁·海德格尔在其名著《存在与时间》里，用理性的推理详细讨论了死的概念，并最终对人如何面对无法避免的死亡给出了一个终极答案：生命意义上的倒计时法——"向死而生"。正因为有死亡的存在，才要懂得珍惜生命，思考怎样养生，怎样治病。其实，我们身边有许多被宣判死刑的患者从"鬼门关"回来，他们一定有着共同的感受。

　　癌症患者直面死亡威胁时，最希望得到的是什么？我们要看到生命意义上的倒计时会有多个节点，即便是晚期癌症亦是如此。我们不回避死亡，但更要考虑如何把握当下，使自己释然。回归本真，至简生活，让余下的时光过得更好，做到"形与神俱"，才能恢复健康。

失眠
背后的故事

一位老人推门进来，缓缓坐下。看到她面有愁云，气色不佳，我问："大娘，您那儿不舒服？"

"我这些天一直失眠，睡不好觉，想用中药调理调理。"老人回答道。

"您失眠多长时间了？"

"快一个月了，又不想总用西药，所以想看看中医。"

"以前不失眠，是什么原因使您睡不好觉，知道吗？"一般来说，失眠会有原因的，所以我又问道。

老人犹豫了一下，说出了心中的烦恼。老人曾患胃癌，手术后已十余年了。不幸的是，女儿在 6～7 年前患了乳腺癌，两年前先她而去。外孙女从小生活在老人家，白发人送黑发人已让老人十分悲痛，好不容易外孙女长大上了中学，但近日和老人关系不和睦，回家不帮助老人干活，也不和老人说话，还常常不高兴。女婿偶尔来一次，很少管孩子。这在老人本来受到创伤的心上，又撒上一把盐。晚上躺在床上不免转辗反侧，难以入睡。看来，光用药物是很难改善老人的失眠的。该怎么安慰老人呢？心里想着，问道："您老伴儿身体还好吧？"

"他也有慢性病，高血压、冠心病。"

"是啊，看来您是家里的台柱子。您把女儿养大成人，在女儿得病期间又照顾女儿和外孙女。现在，外孙女长大了，却没得到她理解，心里不舒服，委屈是吗？"老人点点头。"其实，您已尽到母亲的责任了。把外孙女拉扯大，也对得起女儿了。外孙女跟着您长大，肯定对您有感情，只是失去了母亲，父亲又很少关心她，她正在青春期，可能会有一些想法。或许可以和她老师沟通一下。……最重要的，您要把自己身体养好，照顾好老伴儿。老伴儿还指着您哪！您可要想开啊……"

我不知道怎样才能帮助老人解开心结，只能说些宽慰的话，并给她开了中药。显然，老人的失眠光靠药物是很难缓解的。也许，老人的心病不在医学范畴之内，但古书上说："惟知疗人之疾，而不知疗人之心，欲求疾瘳，不亦愚乎？"这句话，引起了我深深的思考。

与肿瘤患者聊中医

"原来是这样！"

一般来说，家里老人得了肿瘤，儿女都很着急，并不愿将真实病情告诉老人，怕老人受不了这个打击。今天我又遇到了这样的事。

老人 76 岁，因患膀胱神经内分泌癌 4 个月来就诊。曾做过局部切除手术，但很快复发，并发现肝、腹盆腔淋巴结转移。家属告诉我，老人只知道膀胱肿瘤已切除，不要告诉她已经复发转移。当我问老人哪儿不舒服时，老人说："哪儿不舒服都没关系，就想病快点好。" 看来，这是老人来看中医的目的了。而家属是因为没有办法了才带老人来看中医的。这可真是个难题！老人的期望太高了。我想，先和家属沟通一下，告诉老人实情，做一次努力试试。

在和老人的子女做了充分沟通后，家属一致同意，和老人一起聊聊，以便明确今后的治疗方向。那天下午，老人的老伴儿也来了。

老人是做航天研究的老技术人员。我向她简要讲明了这种病的发病情况、预后及治疗现状，并明确告诉她疾病出现复发，我们现在的治疗目标是控制膀胱复发造成的症状，如尿频；减轻痛苦，长期出汗、怕冷、腹泻等，争取带瘤生存。我说："治愈您的肿瘤是不现实的，我们治疗的目的是减轻痛苦，生活质量对您可能更重要。您是做科学研究的，根据实际情况制定方案，才是我们做事的原则啊！您说呢？"老人想了想说："我以为手术了病就会好，现在才知道，原来是这样。看来我要有充分的思想准备了。谢谢你告诉我这些。" 接着我们讨论了下一步的具体治疗，包括请泌尿科会诊和中药调理等。老人欣然接受，老伴儿和子女也表示同意。

我长长地舒了一口气，心里有一种难得的轻松。我知道，虽然今后会有很多困难，但我们已经走出了第一步。

不能对自己
做不科学的事

一位81岁的老科学家,患了胃食管结合部肿瘤Ⅳ期,出现腹膜、腹腔淋巴结转移。由于有靶向药物的适应症,Her-2是3个加号,已做了3个周期的化疗和靶向药物治疗,病情缓解。儿子陪着患者。一同前来我看完他的病历后,患者便和我交谈起来。

"医生建议我下一步做放疗,我想听听你的意见。"老人直截了当,说明来意。

"您一定有些顾虑和想法,能说说吗?"我没有直接回答老人的问题。我想,老人是个爱思考的人,在得到建议后肯定有些想法。

老人毫不隐晦地说:"我听说放疗会有一些副作用,特别影响消化功能。我已80多岁了,不愿受太大的罪了。我知道我这个病是治不好的,所以不想做放疗了。很想再听听你的意见。"

老人与我素不相识,却对我如此信任,谈话一下子

119

轻松了许多。我说："您对自己的病很了解，也很客观。有效的治疗会赢得生存时间的延长。当然，这种治疗是在减少副作用的前提下，特别是对老年人。在这个原则下，您选择治疗时需要考虑这样几个因素：治疗是否能保证生活质量和活动功能；治疗方法对预期寿命的影响；对控制病情的治疗需付出一定的身体代价时，掌握好治疗时机。"我觉得老人更希望知道选择治疗的思路，所以这样回答。

最后老人说："我是做科学研究的，在研究所干了一辈子。最后面对自己，不能做不科学的事啊！听了你的意见，我心里有数了。"

这样的患者，我遇到为数不多。从老人对治疗意见的处理方法，可见他从事研究的一贯态度。在老者面前，我觉得自己更像一个学生，在回答老师的提问。对不同的患者，回答能否及格，考验着医生的功底。看来还要加强学习啊！

与肿瘤患者聊中医

心情处方

一对老年夫妇，一前一后走进诊室。没等老大爷坐稳，大娘就说了起来："大夫，你给他看看吧，一天到晚总拉着个脸，没高兴的时候。"

老大爷面无表情呆坐着。他得的是肠癌，手术后9个月了。在问了他饮食起居等情况后，我转向大娘说："您老伴儿没感到什么不舒服，您了解吗？您一定关心的很细。"我怕漏掉什么，于是想着问问大娘。

"他出去遛弯儿回来就坐那儿吃核桃，饭马上就好了，不等吃饭，吃核桃吃饱了咋办？他还有糖尿病，你说我能不说他吗？"

这真是快人快语、爱唠叨的管家。我也忍不住笑了："管的有点严，是吧？"我冲老大爷说着，见他脸上的神情有了一点舒展。"他有糖尿病，散步回来饿了，是要吃点东西。吃核桃总比吃饼干强。何况他也知道您给他准备了好饭，怎么会往饱了吃呢？您说是吧？"大娘听了我的话收住了嘴。这时大爷对老伴儿说："听见了没有？像你这样天天念叨，我高兴得起来吗。这也不让，那也不行……"大爷终于说话了，真是一吐为快。

看来，老爷子不高兴的原因找到了。我接着劝大娘："老伴儿手术后恢复成这样，真不容易。这全是您的功劳！他现在吃、睡、体力都挺好，您不用像管小孩那样管得太细。有时间陪着老伴儿聊聊天多好啊，他只会念您的好，长脸也就变成圆脸了。" 听了这话，老爷子的脸上露出了笑容。

临走，大娘笑着说："行，到大夫这儿，终于有点笑模样了。欠让你再来！"

我也笑了。

第二次打击

一位中年妇女，满脸焦虑坐在我的面前。我翻阅着她的病例。5 年前乳腺癌根治术，术后内分泌治疗至今，定期复查未见肿瘤复发转移。

"你吃内分泌药治疗，有什么不适吗？"我一边问，一边想着她来看中医要解决什么问题。

"我两胁痛，浑身不舒服。也不想吃饭，睡觉靠安眠药。"她语速很快，一连串儿说出不舒服的症状。

"哦，这些症状有多长时间了？"

"有几个月了！"

"什么原因自己知道吗？用药治疗过吗？"这些症状与内分泌药的副作用关系不大，还有什么原因呢？我心里想着，接着问。

她看着我，终于哽咽着诉说了一段不愉快的经历。

"我是朝鲜族,家住延边。半年前,先生去韩国工作,在那儿认识了另一个女人,要和我离婚。我怎么也想不通,他为什么这么没良心!我的家庭很好,大女儿在北京工作,女婿是武术运动员,还拿过奖。小女儿在延边做教师。一家人很幸福,经济也不困难。可先生有了另外的女人,非要离婚。为什么呀这是……"

　　我一下子明白了她浑身难受的原因。给她递过纸巾,安慰她道:"人都会遇到不幸的,疾病是一种不幸,感情挫折也是一种不幸。你都遇上了,我很理解你的痛苦。但你要看到,你并没有完全失去幸福。你的两个女儿有还外孙对你都很好。你要珍惜现在的幸福,才能高兴地活着,把病养好。否则,吃不好、睡不好,女儿也不开心。这日子,总不能走到死胡同里啊!"我觉得这些话很苍白,但一时也找不到更让人宽心的话来。

　　"是啊,我女儿也劝我。但你说我能不想吗!"她稍微平静了些。

　　"是这样,事情发生了,谁都要想。但能不能想开可就不一样了。整天陷进苦恼中出不来,不是又给自己增加了烦恼吗?你在治病当中,身体垮了,痛苦的是你自己啊。"

　　她止住了眼泪说:"就是,我也担心,女儿也劝我来看中医。"

"你现在重要的是想开，要尽快地解脱自己。日子还要过下去，而且还要过得更好！"我给她开了药，把处方交给她。她没有回答，只是用一种得到安慰的眼神接过了处方，站起来握住我的手。

　　我望着她出门的背影，不知道这些话是否能让她心里宽慰些。肿瘤，已使她承受了一次打击；家庭的破裂，是对她的第二次打击啊！但愿她能挺过来，与儿孙一起，高高兴兴地走过今后的人生。

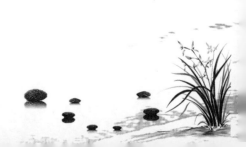

心愿快递

2014 年 1 月 14 日周二，我收到了一个快递。看着寄件人的姓名，不认识啊。带着疑惑，我打开了信件。

原来，这是一位患小细胞肺癌患者的父亲写来的"求助信"。儿子经中西医治疗，病情得到了有效缓解，治疗的副作用也很小，恢复得很好。回原籍休息期间，他儿子又开始喝酒吸烟。父亲很着急，却劝说无用。所以快递了来一封信，希望儿子来看中医时，让我劝劝他。父亲用"改恶从善"这个词，形容他期望儿子改掉旧习的心情。并再三嘱咐：因儿子与他对立情绪很大，千万不要提他写信之事，以免儿子反感，影响劝说效果。父亲用心良苦，我自然要完成这个任务。

周三门诊，这位年轻人来看病开中药。他很高兴地谈起朋友们为他接风喝酒的事，看来还真有酒兴。内蒙人待人豪爽，酒量大，这些我太了解了。

"你平时也喝酒吗？"我问。

"喝点儿，有什么问题吗？"他问道。

我向他解释了烟、酒对肿瘤疾病的负面作用，特别是吸烟对肺癌的影响，并告诫他戒烟戒酒对防止疾病复发和身体健康的重要性。他似乎恍然明白，但还是追问了一句："一点不能喝吗？少喝点没问题吧？"

　　"不能喝，你那少喝一点在饭桌上能控制吗？"我坚决地回答。

　　"好，那我绝不喝了。"

　　看得出他是认真的，如小学生向老师保证一样。

　　我期望他能把决心变成行动，使他父亲的心愿能够实现；也祈愿天下的儿女，都能理解父母的一片舐犊之情。

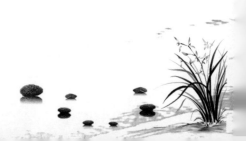

"我真的垮了！"

　　这是一位 88 岁的老知识分子，肝癌手术后已 10 年有余。5 年前发现肝小结节，肿瘤复发；3 年前发现肺小结节，不除外转移。因身体原因，一直看中医治疗。老人精神状态好，生活自理。每次来都很高兴。但今天，是在儿女的搀扶下来门诊的。

　　"呦，您怎么了这是……"我们十多年的老朋友了，所以和她半开玩笑地问候。

　　老人愁眉苦脸地说："近日复查，肺里的结节增多了，肝里的也长大了。你（的药）都顶不住，我就更顶不住了。我全垮了！……"老人忍不住把心里的纠结诉说了出来。那眼神像在寻找最后的救命稻草。我明白了她的意思，回答得也很直白："老人家，这几年您可不是靠我、靠别人活过来的，是靠您自己啊！走路，靠您自己迈开双腿；信心，是在您自己心里。所以，现在还要靠您自己。其实，在检查结果出来之前，您的病已存在，但您不是照样吃饭、散步吗？您看到结果就走不动了，可见是精神压力太大了，是吧！"老人点点头说："我真的垮掉了，看到这次检查结果，心情不好，精神支柱也没了。这两天每天躺着，饭量不如以前，体力也不行了。"她看着我，沉默了一下，突然问："你对我还有信心吗？" 老人这一问，让我有点反应不及。显然，她期待的眼神表露出我的回答对她信心的恢复至关重要。

"我有信心帮助您，但您要像以前那样才行！"我马上说道，没有迟疑。

她笑了，一扫刚进诊室时的愁容。但我看得出，这是她期待的，但也是暂时的。当痛苦出现，当她回到家里躺在床上，她仍然会想很多……她真的会像以前那样吗？我们应怎样帮助这样的患者呢？这些问题在我脑海中久久盘旋，不能散去。

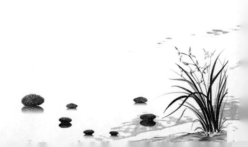

"我不得癌谁得癌？"

　　很多患者对自己得癌症很不理解，认为自己性格开朗、不吸烟、不喝酒，生活也很规律，怎么会得癌呢？他们就诊时常常会问一个相同的问题："为什么得癌症的是我？"而面前的这位老年患者却与众不同。

　　这是一位87岁的老年肺癌患者，因患有小儿麻痹症，人生经历了更多常人未有的坎坷。但他以坚强的毅力，战胜了躯体的痛苦和生活的困难，努力实现自己的奋斗目标，成为在我国数学领域取得卓越成就的科学家、科学院院士。他坐在轮椅上，神情坦然，述说着自己的想法："我80多岁了，吸了一辈子烟，又不运动，我不得癌谁得癌？我不考虑放化疗，因为那样会增加我的痛苦，影响我的工作和研究。我希望用中药维持，只要不间断我的工作、没有痛苦就行了。"看来，老人对自己的病情和治疗方法已经有过慎重的思考，所期望的目标也很明确。老人更看重的是，从现在开始，没有痛苦的工作。我应该尊重他的价值观和选择。我们讨论了病情、预后和可能出现的情况，确定了中医治疗的目的和作用，得到了老人的认可。

老人的自然年龄已为高寿，但他对疾病、生死的淡定，对生活目标追求的精神，深深地感染着我。我不禁想起著名思想家、教育家梁簌溟老先生的一句话："学问是解决问题的，而且真正的学问是解决自己的问题。"眼前这位坐在轮椅上的老先生，不仅用学问解决自然科学问题，也在用学问解决自己的问题。他是一个实实在在普通的人，却又是一个如此超脱、有思想有智慧的人。他是真正的学者，是值得我学习的老师！

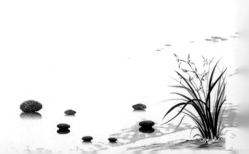

"老后悔了！"

　　邢女士60多岁了，东北人，说话干脆利落。2010年被确诊为"乳腺癌"，做了左乳腺癌根治术，术后辅助放化疗完成。因受体阳性，接着用内分泌药物继续治疗。最近发现肿瘤标志物CA153升高，经检查确定骨转移。她进门后一屁股坐下，便询问起来。

　　"大夫，你说我这病咋就发展得这么快呢？"

　　我没有马上回答，翻阅着她的病历。她手术病理是浸润性导管癌，淋巴结转移8/16，雌激素和孕激素受体均为阳性。

　　"你一直在服用内分泌药物吗？"我问道。

　　"太难受，我吃了一段时间就停了"她回答。

　　"噢？你做什么工作呢？"我没有马上接她的话茬儿，想更多了解她的性格和教育情况。

　　"我是做法律工作的。"

"所以你就给自己做了决定？"

"可不是嘛！"

我俩都笑了。"治病你还是要听医生的决定，停药也要和医生沟通一下，没坏处，"我接着说："一般内分泌药要吃 5 年，可减少乳腺癌复发、转移的风险。何况你手术时病理是浸润性导管癌，淋巴结已有多个转移，细胞增殖指数也高一些。这些都是复发转移的高风险因素，因此坚持内分泌治疗更加重要……"

"那你现在每月一次的磷酸盐治疗坚持了吗？"看到她有骨转移，我又问。

"坚持啦，这不是不得劲儿，来找您了吗！"

"不舒服，咱们可以想办法，但治疗还是要坚持的。"

"是啊，可不敢随便停药了。我现在老后悔了！"

接着，我们讨论了根据她的情况用中药的目的，以及注意事项。最后我说："你在家也一定是个台柱子，为了家人，为了自己，也要好好治疗啊！"

"得，听您这么一说，我再也不自作主张了，一定照办！"她爽快地说道。

病人的预后，与肿瘤病理类型、分期、基因状态、治疗方案、个人身体情况等等许多因素有关。是否按医嘱规范治疗，也是其中一个重要因素。希望她能接受经验教训，坚持治疗，早日康复！

珍贵的好消息

陈 XX 是我的一位患者，时间长了自然也就成为了老朋友。她患乳腺癌，总是定期来门诊开中药。但最近有一年了没见她的身影。出了什么状况？人还真不经念叨，今天她高兴地出现在我的诊室，告诉我一个好消息："李大夫，告诉你个好消息，我生了一个男孩！有七斤多呢。"说着，她打开手机里儿子的照片，看着小宝宝胖乎乎可爱的样子，我情不自禁脱口说道："太好了，这真是个好消息！"

回想她的经历，也确实不容易。不到 30 岁患了乳腺癌，经受了坏消息的打击，也经历了手术、放疗的不适反应。经受了躯体的痛苦，也经历了紧张、恐惧、担心…，但终于走了过来。一晃七八年了，她非常想要个孩子，曾几次问我："我可以要孩子吗？"我知道，这是一个女人最大的心愿。但担心妊娠引起肿瘤复发是年轻乳腺癌生存者的主要顾虑。我给了她充分的鼓励。女性乳腺癌患者的生育问题，生育对预后的影响，选择生育的时机及围产期可能出现的并发症等，NCCN 指南中有详细描述，专科医生针对患者个体化的评估和建议是非常重要的。于是，我建议她咨询专科医生。经过一段时间充分的准备，她终于有了自己的宝宝！我从心里为她高兴，为她祝福。

癌症为什么会给人们带来恐惧？是因为它直接把生命的时间问题摆在了我们的面前。"能治好吗？""还有多长时间？"这些是患者和家属最常问的问题。癌症给一个人、一个家庭带来的影响是巨大的。我常常遇到的问题是如何将得肿瘤的坏消息告诉患者或家属。而今天，患者告诉了我一个好消息，这太珍贵了！

重获健康、回归社会和保持生活质量是每一位患者的愿望。帮助患者实现愿望是一件开心的事，这不正是癌症治疗中人性的一面吗？

我的事情
我做主

家属替患者做主治疗是临床常见的现象，特别在患者是老年人时。

一位五十多岁的中年人，拿着病历来替父亲咨询，希望中药治疗。患者是一位八十岁的老人，查体发现胃癌，淋巴结和肝脏转移，建议保守治疗。看了病理和CT片后，我问这位中年人："如果有机会用口服化疗药，同时中药治疗，你们会考虑吗？"中年人答道："我们担心吃化疗药老人会知道病情，想让老人吃点中药调理。"哦，原来症结在没有告知患者病情。我问："老人原来做什么工作啊？""我爸原来是军人，是某军区的参谋。现在年龄大退了。""如果告诉老人病情，有什么顾虑吗？""这是我们头痛的地方，不知道怎么说，也担心加重老人的负担。"我们沟通过后，中年人同意回去问问老人是否愿意和医生谈谈了解一下病情，再做治疗决定。

几天后，老人来到诊室。老先生个子不高，中等身材，精神气色不错，一看就是很精干的人。坐下后老人

137

看着我，似乎想问什么，又一副不知从何说起的样子。看来他儿子没有详细告知其病情。为了缓和一下老人的情绪，我问道："老先生您看上去挺精神的，年轻时在部队一定是精明强干的干部吧！"老人笑了笑："都过去了，现在是孩子们管我了。"

"您希望了解一下病情，讨论治疗方案吗？"我问．

"是啊，儿子吞吞吐吐，我也犯嘀咕，也不知道该怎么治疗。"

"您知道得了什么病吗？"我试探地问。

"只说是胃病，要好好吃中药治疗。"

"如果怀疑长了瘤子，您害怕吗？"

"我都这大岁数了，有啥可怕的。该怎么治，听医生的吧。"他显得很坦然，并没有表现出很害怕焦虑的样子。我的心放下了一半。接着我告诉他患的是胃部肿瘤，建议中药治疗的同时可考虑口服化疗药，同时告诉了他化疗药可能的效果和副作用。我说，最后治疗决定请您和子女商量再定。听到这儿，他说："其实我也猜到不是什么好治的病，看到他们老背着我商量，我就觉着有问题瞒着我。我愿意和医生谈谈，心里也明白。虽说年龄大了，但还想多过几天好日子，看着孙子长大。如果口服化疗药痛苦不大，可以试试。只要不吐能吃饭就行。"

"您再和儿子商量一下吧。"我担心他们家里意见不合再闹矛盾，进一步嘱咐道。

"儿子老担心我受不了，我还是想听医生的。我的病我做主。"老人的想法与儿子不同，且态度明确，我马上和老人的儿子交换了意见。最后我们达成了一致：①．在化验指标正常的情况下，试服化疗药；②．服用中药减轻不良反应；③．出现明显副作用身体难以承受时，随时停药；④．定期复查血象、肝功等指标；⑤．如能坚持治疗，则服用两个周期，复查后再定下一步治疗。

老人满意地露出了微笑，儿子也点头表示同意，而我也终于深深舒了一口气。

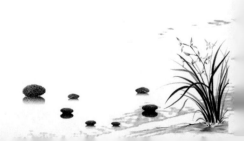

“抗癌秘方”1

"吃什么有抗癌保健作用？"这是很多患者常问的问题。他们手中的"抗癌秘方"也各不相同。

一位衣着得体的中年妇女，化着淡妆，虽已年过半百，但仍不失风雅，一看就是个有知识的人。她患的是乳腺癌，已做完手术和化疗，正在用内分泌药物治疗。因为潮热影响睡眠来看中医。她见我写完处方，便问："大夫，维生素 B_{17} 能抗癌吗？我女儿在国外，听说我患了乳腺癌，给我买了好多维生素 B_{17}。听说它有抗癌作用，我能吃吗？"

"B_{17} 的主要成分是苦杏仁苷，并非 B 族维生素。曾有报道实验室研究其有一定抑瘤作用，但尚缺乏临床抗癌证据，特别是针对乳腺癌的治疗作用。"我向她解释道，"您是受体阳性的乳腺癌，内分泌药物治疗效果明确，不仅有抗癌作用，也有一定的预防作用，这是有充分临床依据的。所以一定要坚持内分泌治疗，并定期复查。您现在饮食正常，还是提倡从多种饮食中摄取营养。特别是乳腺癌患者，坚持锻炼、保持健康体重是更重要的预防措施。"

"哦，那我吃苦杏仁可以吗？"她接着问。

"少吃点可以。但苦杏仁在体内被酶代谢分解后会产生有毒的氢氰酸，容易引起氰化物中毒，所以要慎重。"

"哦，原来是这样啊。那补充维生素有好处吗？"她接着问。

"对于膳食不足、营养状况不佳或有需要补充某种维生素指征的患者，在医生的指导下适量使用维生素补充剂是适宜的。但对于饮食正常的健康生存者，世界癌症研究基金会建议最好通过日常膳食增加相关营养的摄取。补充剂不会增加其他可能的有益食物成分的摄入，过多食用某种食物，也会影响多种营养的摄取。健康均衡的膳食才是我们要提倡的。"

她点点头，释然的笑了。

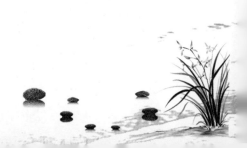

"抗癌秘方" 2

一位 40 多岁的女性，风风火火地走进诊室，脸上一副焦急的样子。还没详细谈病情就问道："大夫，听说这种病容易复发，朋友介绍给我一个抗癌偏方，你看看。"

说着，她从书包中拿出一个大纸包，打开一看，有数种草药，还有蜈蚣、水蛭、土鳖等虫类药。我望着这位焦虑而直爽的患者，笑着问："您吃了吗？""还没有，犹豫半天，想问问您再吃。这不，拿来给您看看。"

她患的也是乳腺癌，做了保乳手术和放疗，现在服用内分泌药物治疗。由于担心复发，到处打听抗癌偏方。今天这包药花了近千元。于是，我向她介绍了影响乳腺癌复发的主要因素，并针对她的情况，谈了注意事项。最后我说："恨病用药，心情可以理解，但我们一定不能盲目用药。您患的是受体是阳性的乳腺癌，内分泌治疗是适合您的治疗方法，有预防复发转移的作用。在内分泌治疗的同时吃中药，根据病人的情况治疗目的也不同。如减轻西药的副作用，改善不适症状，提高机体免疫力等。用虫类药治乳腺癌，特别是受体阳性的乳腺癌还缺乏证据，不建议使用。况且几种中西药同时用，药物之间的交叉作用不清楚，花钱事小，对治病，对身体不利就得不偿失了。"

她好像明白了一些，眉头舒展了。

俗话说："有病乱投医。"在临床上还真不少见。特别是中草药的盲目使用，对患者的治疗和身体康复可能会有潜在的影响，还是建议我们的患者在中医专科医生的指导下合理使用。

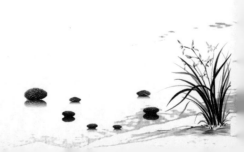

起步

"李大夫，我们已经和父母一起开了家庭会议，单位领导也参加了。告诉父亲得的是肠癌，需要进一步治疗。准备下周带他去门诊。您再和他谈谈好吗？"接到这个电话，我挂念的心终于放下了。事情是这样的。

一周前，一位40多岁的中年人来诊室咨询。他父亲患了肠癌，在xx医院手术，打开腹腔后发现腹腔多处转移，未能根治切除。医生建议化疗。这位中年人和其他来咨询的人不同的是，表情有点木讷。我感到有点奇怪，便问："您父亲知道病情吗？"

"没敢告诉他，怕他受不了。"他的脸上仍没什么表情。

"那如果来做治疗，出现副作用，您父亲会怎么想呢？"我接着问。

这位中年人叹口气说："大夫，我都快崩溃了。这两个月，64天，我家接连走了3位老人。先是姑父，脑中风走了；过了半个月，姑姑又因心脏病去世；20多天前，叔叔也因脑血管病走了。家里的这些事全是我安排处理。父亲的经历也很坎坷。文化革命时下放劳动，回来后工作安排一直不顺。好不容易落实政策，按局级安排了，也退休了，原想好好安度晚年，却又得了这个病。我每天都想，怎么办呢？不敢告诉他老人家，我也感到心力疲惫。有人建议放疗，我脑子都乱了。"

这真是个不幸的家庭，老人的病无疑雪上加霜，这个中年人承受了太大的压力。

"真是太不幸了，亲人接二连三地故去，你的压力太大了！但缓解压力的最好办法，不是继续隐瞒，如果能与兄妹母亲沟通一下，让父亲感到在面对疾病的痛苦时，有家庭的温暖和支持，是否比你现在每天担心又不能和父亲说真话的情况好些呢？父亲是老干部，一定会客观面对的。当务之急，不是决定治疗方法，与母亲父亲进行沟通该如何应对才是关键的起步啊。"

他听了我的话，想了想说："我试着先和姐姐、母亲谈谈，再和父亲谈。有问题还要找你，行吗？"

"好的，我等着你的回信，有问题随时找我。"我欣然答应。这就是一周前的经过。当这位中年人带着父亲来门诊时，我们很顺利地谈到了疾病的情况，治疗的方案和原则。根据老人的希望，采取中药配合化疗，尽可能减少副作用，保证生活质量。老人放心了，这位中年人木讷的表情也终于消失了，出现了舒心的微笑。

纠结的困惑

"大夫，病人没来，我是来咨询的。"这位 40 岁开外的女士进门后，一边从书包中拿出带来的病历，一边说着坐下来。

"您需要咨询什么？"我翻阅着资料问道。

"病人在医院做完手术 2 周了，我们不想让他化疗，想问问您能用中药代替吗？"这是她咨询的主要问题。

病人是一位 56 岁的男性患者，直肠癌术后。虽未发现淋巴结转移，但病理结果为"低分化腺癌"，有脉管癌栓，术前出现肠梗阻。"这些都是容易复发的高风险因素，还是应做术后辅助化疗。在化疗时可用中药减轻化疗的副作用，但还不能代替化疗。"我解释道。我看着这位女士，不知她是否是患者的家属，便问："您是患者的家人吗？"

"我是他妹妹。"

"为什么你嫂子没来？"我疑惑的问道。因为和病

与肿瘤患者聊中医

人的直系亲属沟通，可能更容易了解患者的想法。

"我们没告诉嫂子我哥哥的病情，只告诉她是息肉，已手术切除了。"

"那他们不会疑心吗？为什么息肉切除了还要化疗？"我步步紧跟。

这位女士叹了口气说："这也是我纠结的地方。我父亲就是得这种病去世的。一直是我哥哥照顾他老人家。我们担心他知道病情，会对他造成很大的心理伤害，因为父亲走时的痛苦带给他的阴影太深了。所以尽可能瞒着他，怕他害怕，失去信心。但他好像也猜到些，我们姊妹宁愿出钱给他治病，也不想让他难受。"看得出，他们兄妹之间的感情很深。"你很担心哥哥的心理承受能力，但你了解哥哥和嫂子的真实想法吗？他打算怎么治疗？试想，哥哥每天猜疑、嫂子无从帮助的状况，和了解病情大家一起面对的情况相比，哪种方式更好呢？还是先和嫂子沟通，把病情告诉她，您们一起商量医生的治疗方案，让哥哥感到不是一人在面对疾病，这样是否更有利他的治疗和康复呢？"这位女士很认真地听着。我接着说："病人最大的担心是孤独和无助，你们和他一起面对，相信他会感到温暖，从而减轻他的心理压力。他也可以和医生直接沟通，解除心中顾虑。你们也可从纠结中走出来，用更积极的方式帮助他啊。"

这位女士好像受到了些许启发："你说的有道理，我好好想想。这些天我心里也很累啊。"

"是的，你现在面对的也是生活中的新问题，好好考虑一下，也许比急于决定用什么方法治疗更有帮助。毕竟路还很长，你哥哥也还年轻啊。"

癌症，不仅给患者带来恐惧，往往更会使一个家庭陷入困惑和混乱。帮助了家属，也就更好地帮助了病人。我渐渐理解，为什么要对患者的家庭提供社会心理支持和帮助。这正是我们所说的"人的整体性"和对患者的整体治疗与关怀。

手指上的温度

"李大夫，你的身体好些了？" 坐在我面前的是一位老者，当我给他号脉时，他语气平静地问我。

"谢谢，您有什么感觉吗？"我用疑惑的眼光望着他。

"您以前给我号脉的时候，手常是凉的，今天感到是温的，不那么凉了。"老人不紧不慢地解释道。

老人的话语调不高，却让人感到很亲切。他是一位八十多岁的肺癌患者，五年前行左侧肺癌手术，术后放疗。去年发现右肺多发小结节，考虑转移。因肺功能差，一直中药治疗。每次来看病，老人总是一个人，很少有家人陪伴。我曾问他："您这么大岁数来看病怎么没家人陪着呢？"他笑笑说："老伴身体不好，孩子工作忙，我能走就不麻烦别人了。"看得出，老人是很体贴和关心别人的人。

患者对医生的言语行为是很敏感的。记得二十多年前，我还年轻。在查房的时候， 走到一个女病人的床边，她正在呕吐，我犹豫了一下想等会再看吧，就去看下一个患者。而这个患者的床挨着门，当我们查完这个病人时正好走到门旁。这时，听到后面传来了哭泣的声音，原来刚才呕吐的患者以为医生不看她了，难过地哭了起来。我从心里感到很内疚，她那么痛苦我怎么没安慰一下就走过去了呢。

这件事深深触动了我。患者的心理是非常脆弱和敏感的，医生的一言一行都会对患者产生影响。或许给患者带来信心，或许会使患者悲观失望。对患者而言，医生的鼓励和关心往往胜过开出的一张药方。医生的一个眼神、一个动作都应该给患者带来鼓励和安慰啊！

而今天的这位老人，感受到从我给他号脉时手指的温度变化，体现了他的关心和细腻。让我感动的同时，也让我懂得如何去关心患者。从患者的角度看医生，使我知道应该怎么做才能成为一个医者，这就是生命教导生命吧。得到者应该感恩，感谢我的患者！

药补与食补

"我们该怎么给老人补补身子呢?"坐在我面前的是一位 70 多岁的老人,患了胃癌,手术后体重下降。还没等我看完病历、他的女儿就焦急地望着我问,接着又说道:"我们给他买了西洋参和灵芝孢子粉,可以吃吗?"

我没有直接回答她的问题,而是问:"最近老爷子吃饭好吗?"

"不想吃,一天也吃不了二三两,只喝点稀的。"

"哦,能吃水果或偏凉的食物吗?"

"不能,没敢让他吃啊。"

我看着老人:"您喜欢吃什么?凉的?热的?"

老人说:"我还是喜欢吃热乎的,吃完凉的肚子不舒服。"

我给老人诊了脉,又看了舌苔,对老人和他女儿说:

"老人现在的身体情况是脾胃虚寒，消化功能比较弱，要想恢复体力，首先要把脾胃的消化功能调理好，能吃是一方面，能消化吸收更重要，而不是急着吃补药。西洋参补气，但性偏凉，目前老人不宜吃。除了中药调理外，饮食要做到易吸收，并可增加能量，如深海鱼、鸡蛋；水果可以榨汁喝，并放点生姜，起到温中帮助消化的作用；青菜要切细，便于咀嚼。每天用餐可以 3 ～ 5 次，但每次只要吃八成饱即可。还要根据体力情况每天散步，这也可以帮助胃肠功能的恢复。补药不能代替食物补充营养，身体的恢复要从饮食、起居、活动等多方面调整才行啊！"

老人的女儿还不放心，接着问："那我们给我爸吃点灵芝孢子粉可以吗？"

"灵芝孢子粉可以吃，但从现在的身体情况看，当前吃点白人参更合适。"我接着说道。"因为人参性温有补气健脾的作用，可以增加药效；灵芝增加免疫力，可以在脾胃功能恢复后再吃。事有缓急，咱们可先抓主要矛盾。"

女儿终于放心了："我知道了，还是听您的吧"

当人们身体出现了虚弱的症状时，往往首先想到的是用什么药来补。其实，补药和通过饮食加强营养的作用是不同的。补药是指具有补气、养血、壮阳、滋阴等具有补益作用的中药。人体患病后因脏腑功能紊乱，需要借助药物的作用帮助人体调整和恢复脏腑的功能，达到阴阳气血平衡的作用。另一方面，肿瘤病人在治疗中，或因食欲不好，或因腹泻，或因恶心呕吐等原因，造成营养吸收不足，身体虚弱。我们就要根据病人的情况去除病因，同时补充能量和营养。我们每天都在吃饭，饮食是生命赖以存在的根本，我们切不可盲目进补而忽视了饮食的调理作用啊！

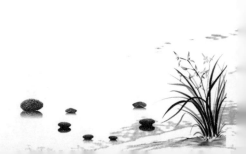

信心
如何建立？

一位 60 多岁的老人，被人用轮椅推了进来。因为老人进来前，儿子已嘱咐我千万不要告诉老人患了肺癌，所以我的问话是从"您那儿不舒服"开始的。老人看看我并没有回答，脸上没有焦虑，也没有难过，却一副忧虑的样子。"您来医院看病，肯定有什么不舒服，或有什么问题吗？"我接着问道。

老人并没有马上回答，过了一会儿说："医生说我得了肿瘤，既然治不好还有什么可看的？"老人终于说话了，原来心里有结啊！老人在外院做 CT 报告考虑肺癌，并且发现淋巴结和肝转移，老人看到了检查报告结果，儿子和家人怕老人受不了而对她说不是癌，并来看中医。

"人都会得病，老年人得病的机会更多一些。您得的病还没有最后诊断清楚，需要进一步明确诊断，怎么能说治不好呢？您得先有信心啊！"

老人看着我，问道："信心如何建立？"好像疑问中还掺杂了点小情绪。

我很想说，和医生很好地沟通，了解病情，解除顾虑和疑惑，勇敢面对，是树立信心的最好办法。但是老人的子女就在旁边，他们不希望老人知道病情，这可是个难题。我想了一下，安慰老人说："咱们先把病情搞清楚，即便得了肿瘤也没什么可怕的，因为得了肿瘤并不等于死亡，好多病人经过治疗能够长期生存，所以您首先不要害怕，不要灰心，等完善了应该做的一些检查后，咱们再来讨论怎么样？"

　　老人想了想，点点头说："好吧。"

　　病人出去后，我把老人的儿子女儿留下来，跟他们说："看见了吧，你们虽然不告诉妈妈实情，但并没有起到你们希望的效果。她已然知道了，你们隐瞒的结果只是让老人产生更多的悲观情绪，又没人和她说心里话，陷入癌症等于死亡的心境中，这样哪还有心思治病啊？这种状态拖下去既不利于改善心情，更不利于治疗。所以，不要再隐瞒了，建立信心，也要从你们开始。"

　　"她在家很少说话，从来没问过这样的问题，今天在您这儿说的话从没和我们说过，原来是这样！我们回去试着和她谈谈，不行再来找您。"

　　很多家属认为病人脆弱，寄希望用隐瞒的方式过一算一天。但他们不知道这样做可能会增加病人更多的猜疑。同时由于没有倾诉的对象，只好封闭自己，在家人面前表面上无所谓，但内心的想法可能很复杂而家人也许并不知道，这无异于又增加了一份痛苦。真希望家属也能换位思考，如果您处在已知患了癌症，家人却瞒着不说，又不知道下一步该怎么办的茫然境地，会是一种什么心情呢？中医讲"悲哀愁忧则心动，心动则五脏六腑皆摇"（《灵枢》），说明情绪对脏腑功能的影响，以及在治病中的重要性。打开病人的心扉，共同面对疾病才能使病人心绪平和，逐步建立信心。

大相径庭的结果
告诉了我们什么？

　　严XX，男，58岁，2016年11月底确诊为"右肺小细胞肺癌（局限期）"，伴同侧肺门淋巴结转移。确诊后找到我，因担心化疗的副作用，要求中医治疗。我清楚记得，我们用了很多时间进行沟通。我向他介绍了小细胞肺癌发展快、易复发的生物学特点，以及采取中西医结合治疗对疾病控制、减少药物副作用，以及保护机体正气和提高抵抗力方面作用，并劝他可咨询肺癌专家后再确定治疗策略。后来，他去了某大医院做化疗。但化疗时断时续，因感到太难受，也是放不下工作。期间他一直服用进口的抗癌保健品，也常去南方休养。2018年春节前因咳血住院复查，发现肿瘤增大，伴有贫血，随换用化疗药物，进行放疗，并试用靶向药物治疗。这期间我一边给他开中药缓解症状，一边也在担心他的病情。但在4月份复查时治疗效果不理想，肺内肿瘤继续增大，同时出现了肝、脑的转移。6月再次复查，肿瘤仍控制仍不理想，出现了胸膜多发转移，胸腔大量积液，骨髓抑制明显，白细胞、血色素、血小板均低下。身体虚弱，不能吃饭，体重掉了40多斤。但病人的求生欲望很强，在用升白针后继续更换化疗方案，终在8月底化疗一周后离开了人世。当我得知这个消息时，真是感慨万千，为他的离世深感遗憾，也不禁想起了我的另一位患者。

刘 XX，61 岁，2016 年 4 月确诊为"左肺小细胞肺癌（广泛期）"，伴纵膈双肺门淋巴结转移，肺内转移，右锁骨上淋巴结转移。行规范化疗、放疗，于 2017 年治疗结束。治疗期间因出现放射性食管炎、周围神经炎、咳痰、腹胀、怕凉、易感冒等不适来门诊中医治疗。现病情稳定，身体状况好，并恢复从事果农的劳动和生活。

两位都患的是小细胞肺癌，前者确诊时疾病分期相对后者更早些，治疗结果却大相径庭。局限期的阎某仅生存一年九个月，而广泛期的刘某则生存至今已二年八个月，且正常生活劳动。这不禁引起我的反思，并希望更多的患者从中汲取经验教训。

首先，是确诊后的首次治疗决策。对于一个恶性度较高的肿瘤来说，首次治疗决策非常重要，因为恶性度高的癌症，意味着发展快、预后差。所以尽快控制肿瘤的发展，就为我们赢得了时间。否则，当肿瘤出现多发转移的时候，再多的治疗也恐难弥补。局限期的阎某治疗过程时断时续，使肿瘤没有得到有效控制，这是导致病情发展的重要因素。

化放疗的副作用，让很多患者会担心迟疑，这是可以理解的。但要考虑的是，这些副作用是否有办法克服。

如果我们想更多的办法将副作用减轻到可以接受的程度，是否有助于权衡利弊，做出决定呢？

其次，随着一个个治疗周期的进行，以及不同治疗方法的使用，我们的身体可能会虚弱，也会出现一些并发症。我们对治疗可能出现的问题，也应及早了解和预防处理。这些症状和并发症如得不到及时地控制，同样会影响肿瘤的治疗和预后。

当肿瘤难以控制，身体状况已不能承受积极治疗时，我们要立即调整治疗策略。一味盯着肿瘤大小和化验指标，恨病用药，过度治疗，非但于事无补，甚至适得其反。

两个病人，同一疾病，两种结果。希望患者在确诊后，放下心里负担，与医生充分沟通，冷静考虑，选择好治疗策略，少走弯路。因为，这是用生命换来的经验。

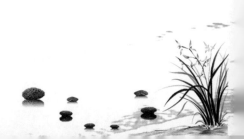

"科学地吃"
与吃得合适

"大夫，我爸爸老想吃肉，你劝劝他吧，他不听我的。"
我看了一眼病人的女儿，将目光转向患者。坐在我面前
的是一位 60 多岁的老人，肺癌术后半年，身体消瘦，面
色失润，头发缺乏光泽。听女儿说话，头也不抬。

"您平时爱吃什么啊？"我问道。

"我想吃肉，他们不让吃。"老人不假思索的答道。

"肉吃多了对身体不好，特别是对您的病不好。"

我的一句话引发了父女两人的争辩。

与肿瘤患者聊中医

"父亲想吃，为什么不让吃呢？"我问病人的女儿。

"癌症患者要少吃肉，都是这么讲的啊！多吃蔬菜
水果才科学，有利于健康！"

"你的父亲手术后，体重下降了吗？"

"下降了四五斤，还没长上来呢，我也很着急。"

我又问老人："您感觉怕冷或气力不够吗？"

"手术后老让我养着，想吃的不让吃，哪有劲啊！"

我转过身先夸了病人的女儿："你真是个好女儿，对父亲很关心"，接着要解开她的误区，"你看父亲的头发比较干枯，面色也缺乏柔润，说明他的精血不足，他身体消瘦、体力不足，说明元气亏损……"我还没说完，女儿着急地问："那怎么补啊？"

"你的父亲想吃肉，难得有这个念想，说明他有食欲。病人所想吃的，往往是他身体需要的，我们可以监督他适量吃，但不可绝不让他吃。他想吃肉，开饭时，桌上全是菜，他的食欲一下就没了，连青菜也不吃了，要换成我们，是不是也会这样啊？时间长了，他当然没体力了，不仅不利于康复，连健康也难保了。"

"那怎么吃才科学啊？"

"我们吃东西是为了强壮身体，能消化吸收是最重要的。你爸现在的身体情况，需要益气养精。从饮食上来讲，肉蛋鱼虾这类的食物是属于补精血的，只要吃完不难受是可以吃的。中医讲五谷为养、五畜为益、五果为助、五菜为充，就是告诉我们五谷杂粮、肉、蔬菜、

「科学的吃」与吃得合适

161

水果各有作用，都不能少。老爸想吃肉，你给他炖些肉和菜，他一定吃的很香。人有胃气，就会有精气神，体重也会慢慢长上来旳。"

听了我的话，老人终于有点笑脸了。看来，他也怕我站在女儿一方劝他呢。我忙说："您的女儿很孝顺，今天回去就改善一下生活吧。"

肿瘤患者吃什么、怎么吃很重要。"五谷为养，五畜为益，五果为助，五菜为充"体现了中医饮食营养的重要理念。五谷指麦、黍、粟、稻、菽，这些都是植物的种子，最宜养人，五谷按性味而归五脏；五畜为益，益指锦上添花，可以增添体力；五果为助，指增加各种维生素有助身体的营养，同时可以帮助我们的消化吸收；五菜为充，指对饮食的补充，而现在补充的意义已添加了新的含义，即蔬菜可以补充维生素，其所含的纤维素可促进肠胃的蠕动有助于消化排泄。所以，我们不能为了 "吃的科学"去吃东西，最重要的是根据患者的口味需要和吸收情况吃。特别是肿瘤病人的消化功能会因治疗或药物的副作用受到影响，吃得合适又易于消化吸收才是最重要的。

"我胸中憋的一口气"

"李大夫，吃了您的药，我胸中憋的一口气消了，头晕心烦也好了，真谢谢你！"这位病人一进门就满脸高兴，和上次愁眉苦脸的表情截然相反。说着，他又打开手机给我们看他和妻子牵手去玩的照片，还说这是他漂亮女儿照的，满满的幸福溢于言表。

原来，两周前这位病人因胸中憋闷来看病。那时，他见到我说："李大夫，我早就想来找你，请你帮我看该怎么办。"当时，我看着眼前这位身体壮实且才 60 岁的病人，心想，这身子骨挺硬朗，会有什么痛苦呢？于是我笑着问："有什么需要我可以帮助你的？"

"我胸里总堵得慌，憋着一口气，三四个月了也好不了。"

"你是和谁生气了吗？胸里憋闷有什么原因吗？"

他并没有马上回答我，却说起了关于吃中药的心理。"我想吃中药，可有的西医大夫说不用吃，有的大夫说这就像拜佛，信则拜，不信则不必。加上我治疗还顺利，就没看中医。但我纠结一年多了，现在没药吃了，就等着复发吧！"

我想，他找我看病要解决什么问题？他是一位小细胞肺癌的患者，化疗放疗后，病情缓解，治疗结束小半年了，目前复查病情稳定。我看了病历，说："你的病治疗后得到缓解，复查未见复发，病情稳定，治得不错啊！你家里人也一定很高兴，怎么会想着只等复发了呢？"

他这才说："三个月前我复查 CT 等检查，找了 XX 医院的熟人，好不容易安排上约好早上 8 点第一个做，可因妻子磨蹭迟到了，只好等了一上午，到 11 点才做上检查。白搭了人情不说，我最讨厌的是失约，所以和妻子吵了一架。从那时起胸中就像堵了一口气，上下不通，憋得慌。"

"那你妻子还没原谅你？"

"我跟她道歉了，道了好几次，人家不理我了。"

"看来没和好啊！"我想病根找到了："光道歉不行，还要想办法让她高兴，毕竟为了你的病早点好，她陪你看病，给你做饭，为照顾你也够辛苦的。你做点实际的事哄她高兴才好。她高兴了，你心里这气不也就顺了吗！"

"对啊！听你这一说，她喜欢购物，我可以给她买喜欢的东西，花点钱不是问题。"

"所以药只能调节你的身体，要让你胸中的气顺了，还得你自己把和妻子的结解开才行。"我笑着对他说。

"人活着难免因一些事引起情绪的变化，但要及时化解，否则影响气机的变化，也会生病。要想疾病不复发，调养心情也很重要。"

"这是留给你的作业，下次来汇报和你妻子和解了没有啊！" 我把处方给他，开玩笑地嘱咐道。

"得嘞，我真应该早点来找你。我回去试试看。"

看来他的努力有了收获，于是有了开始的一幕。下午，我收到一个短信："主任您好，不管我的病咋样，我都衷心感谢您，您的一句话，解开我小20年的心结，我就是今天走了，我都没有遗憾。我对得起父母、家人、姐妹和身边的朋友，但今天您让我意识到，我最对不住的是我的老伴。现在知道也不晚，您放心，我知道该怎么做，再次感谢！"

看到他阖家幸福，我真为他高兴也从心里为他祝福！

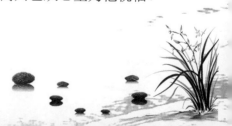

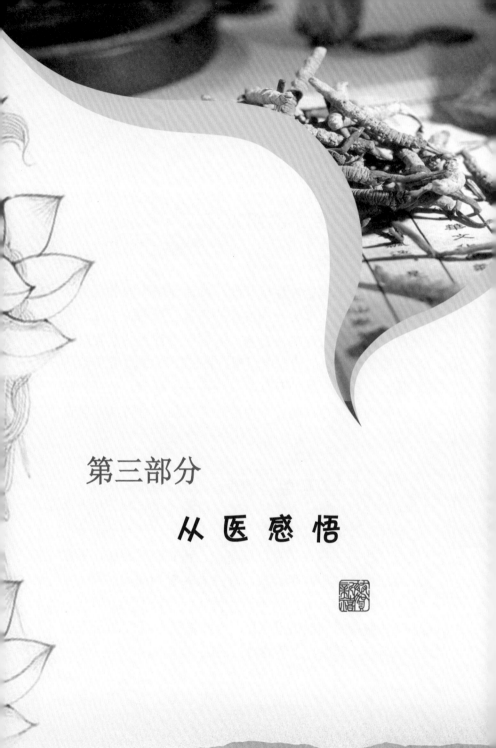

第三部分

从 医 感 悟

呼唤
生命的阳光

　　一位大学教授，性格开朗，在治疗癌症的过程中也积极配合。在经过又一次治疗的痛苦之后向医生表示了感激之情，然而却跳楼自杀。家属在整理他的遗物时，发现他在给家人的遗嘱中写到：将仅剩的3000元留给陪护他的小阿姨。他的死，给人们留下了疑问。也使我陷入深深的思考中：是什么原因让老人用这种方式解脱自己呢？

　　原来老人的老伴儿重病在家，卧床多年，已请了一个阿姨照料。自己得了癌症，又请了一个阿姨，加上多次治疗，经济上负担很重，却很少得到自己几个子女的关心。和别的病人子女每日陪护、精心照料相比，形成明显的反差。病友也反映，每当老人看到同屋的病人子女来看望后，都会沉默不语。他认为在最困难的时候，小阿姨服侍照顾他很不容易，因此将仅剩的3000元积蓄留给阿姨，并以死来解脱自己的压力。

　　人在极度痛苦的时候，更渴望得到亲人的关怀和社会的支持。一位70多岁的老人住院时曾对我说：我现在最大的希望是儿女能在身边，享受天伦之乐。这就是病人真实的心理活动。亲属是和病人接触最多的社会关系。作为亲属，主动关心照顾病人，而不是嫌弃，会给病人带来莫大的慰籍。

这使我想起前不久，美国哥伦比亚号航天飞机失事，美国所有航天飞机飞行计划都无限期推后，使国际空间站宇航员陷于归期不定的烦躁之中，因不能按时返回地球而产生了巨大的孤独感。在采取其他措施的同时，心理支援小组积极与他们沟通，按时与他们对话；心理健康顾问帮助他们遏止悲伤情绪，帮助他们战胜孤独。可见在遇到灾难时，心理沟通的重要。随着科学的发展，社会的进步，医学模式将不仅仅是生物学的，而是加入了社会学和心理学。作为一名医生，我们始终在生与死的通道口上进行着艰苦的工作，日夜忙碌。然而离开了对患者的爱，也就远离了对医学的追求。每天与生命打交道，医生绝不仅仅是狭义的治疗疾病，而是心理、社会、人文知识的综合渗入。因此，在实践中我们应尽快补上这一课。

169

同时，我们也呼吁社会和所有的家庭，关心、关爱癌症病人是我们大家的责任，应使他们感到家庭和社会的温暖，生活的美好，提高战胜疾病的勇气。虽然将病人放在医院，缺少亲情关怀的事例只是少数，但它毕竟在身边发生了，不得不引起我的关注。生命的阳光来自人与人之间的交流和关爱。在尊重癌症患者的同时给予爱心和帮助，使他们度过美好的人生，让爱使生命的阳光更加灿烂。正像一首歌中所唱的："只要人人都献出一点爱，世界将变成美好的人间。"

读《生命的留言》
和患者谈谈心里话

陆幼青先生的《生命的留言》发表后，在社会上引起了很大反响。也有病人问我："李大夫，拒绝治疗对吗？是否太……了？"我也怀着极大的兴趣读了这本书，我的出发点是：我是肿瘤科医生，很想听听患者的感受。

当我合上这本书的时候，我感到陆幼青先生是一个非常热爱生活的人。因此在生命即将终结的时候，他从容而果断地选择了自己认为最满意的方式，做了自己想做的事。这体现了他的生活价值观。她的妻子也没因他的选择而遗憾。因为他们交流了，这是他们共同的选择。

病人应有知情权和选择治疗方式的权力。正如每个人都有自己喜爱的生活方式一样，不存在对与不对。但是这种选择，首先是在了解自己的病情，与医生进行充分交流，经过慎重考虑之后的决定，而不是盲目的。

"生病的人最痛苦的是失去自由"，"在很多方面，病人的生活很象囚犯，医生是负责的看守，家人是温柔的看守"。重病患者，除了疾病使他不得不躺在床上外，是否还有其他的因素增加了患者的痛苦？我们应该如何帮助病人减轻痛苦？在我与患者及其家属的接触中感触颇多。

一般家属对患者的好心有两种误区。一是过分关爱，不让病人做任何他本可以做的事情，如穿衣、倒水等等，无意中使病人感到自己已失去了生活自理的能力，加重了对疾病的恐惧感和对家人的依赖感，失去对生活的信心。另一种是向患者隐瞒病情，怕病人接受不了打击；而患者不理解自己为什么要接受痛苦的治疗，花这么多钱住院；医生也无法与患者充分沟通和交流，又增加了患者的猜疑，导致心情压抑，也就无法与医生、家属很好配合。

疾病本身是一种痛苦，心理的压抑和失去交流也是一种痛苦，而后者往往直接影响到治疗。

有一件事曾使我感到病人心理活动的敏感程度，也使我更加意识到医生言行的重要。在一次查房时，一个病人坐在床边，对着放在椅子上的脸盆要吐。我问了一句："是要吐吗？"见她痛苦没回答，就先看下一个病人。等我看完她身边的病人，反过来再看她时，却发现她在默默地流泪。我对她说："哪儿不舒服，可以告诉我，不要难过。"她讲了不适症状，我给她做了检查并安慰鼓励了她。当我走出病房时，忽然意识到她的眼泪不是因要吐才流的，而是误认为医生放弃了对她的关心而觉得委屈啊！我后悔万分，如果当时多说一句安慰的话，可能会避免不必要的误会，减轻她的心理负担。"先发大慈恻隐之心，誓愿普救含灵之苦"。这是古之医训啊！

20～30年以前，人们普遍认同医生通过善意的谎言向病人隐瞒病情的做法，但随后引起争议，如今病人将面对无奈和残酷的现实。有勇气做到这一点是一种进步，需要时间，也需要努力。一个肠癌术后盆腔转移的病人，因家属未向她讲明真实病情，术后未做系统治疗，转移后才知道自己当时的病情需要做放疗。她遗憾地说："如果我当时知道真实病情，我会听医生的话接受放疗的。可家人没告诉我啊！"当然，即使做了放疗也不能百分之百保证不复发转移，但这个病人在心灵上留下了深深的遗憾。她和我说这些话时，脸上遗憾的表情深深地印在我的脑海里，再次使我感到和病人交流、了解患者真实想法的重要。一个在外院行肝癌术后4个月的病人，身体状况很好。他希望服中药配合治疗。在我的建议下做了全面复查，结果是术后复发。他不相信这个结果，又到原手术医院和另一家大医院会诊，得到的结果是一样的。他找到我，就下一步的几种治疗方法、饮食、注意事项等和我进行了认真讨论。他的信任拉近了我们的距离，他的认真使我感到在患者、医生和家属之间建立友好的、开放的合作关系是一种积极的态度。当我看到他

读《生命的留言》·和患者谈谈心里话

做出决定，从容安排治疗和生活时，从心里感到欣慰。坦诚地交流可以使我们细致地了解病人的愿望和想法，及时提出建议，有利于帮助病人做出决定。

临床决策
一个复杂的命题

医生是一个神圣的职业，因为他面对的是生命；肿瘤医生更是与生命短兵相接，因为癌症直接挑战生命。医生又是一个圣洁的职业，因为他面对的是需要帮助的病人，肿瘤医生面对的更是一个寻找希望而又需要抚慰心灵的特殊人群。回忆从医数十载，面对各种求生的病人感触良多。

"医生，我们全听你的。"我们遇到的绝大多数患者不了解肿瘤治疗的知识，用现在流行的说法是"信息不对称"，他们希望由医生帮助他们做出治疗决策。我曾收治了一名小细胞肺癌患者，他是在工作岗位上倒下后才来就医的。经过检查发现已有骨髓转移、纵隔和锁骨上淋巴结等多处转移，并出现心包积液。血小板、血色素低下，同时合并低钠、低氯血症，肝功异常；全身疼痛、出汗、乏力明显，治疗很棘手。如果化疗，患者不具备合格的指标；同时药物的副作用会加重骨髓毒性。不化疗，眼看疾病进展迅速，病人很痛苦。经过认真讨论，考虑到患者的症状与肺癌进展相关，根据小细胞肺癌进展快，但化疗敏感的特点，分析利弊，决定采取中西医结合辅助治疗与化疗交叉进行的方法。我们向家属详细讲明了病情的预后、目前

175

治疗现状、病人治疗中的矛盾和我们的讨论意见，得到家属的认可。病人积极配合，在患者基本身体情况可以化疗的情况下，我们及时给予适当化疗。化疗后又根据情况及时给予中西药辅助治疗。经过几个回合的治疗，患者病情得到了缓解。这一病例使我体会到患者的信任不仅加强了医生的责任感，也减轻了医生的思想负担，因为风险是要医生和患者共同承担的。作为医生，面对患者的信任，更要尊重患者，调动患者的积极性，取得共识，才能在理解的基础上共度难关。

"医生，这是××医院专家的意见，请按这个方案给我治疗。"对主管医生来说，这是很为难的。患者拿方案来有各种情况，有因合同报销问题，有因地理位置方便问题等等，但最主要的恐怕还是权威的信誉及患者本身的方便。如何处理则比较复杂。比如：专家制定方案时，是否见到患者本人？剂量是否合适？病人还有什么要求？因为出于职业道德，我们必须维护同行专家的意见，但最终承担责任的是主管医生。

记得几年前遇到一名留学回国的肝癌患者，术后3个月来找我，希望服中药治疗。经检查发现为术后复发，而且肿瘤已8～9个厘米。当时他难以相信，回到手术医院再次检查得到证实。从此我们开始了历时1年半艰苦的治疗历程。治疗中又发现肺转移、胰腺转移、脑转移等。他先后做了3次大手术，以及最新药物的化疗和放疗。他每次治疗前一定来找我咨询和征求意见。有的建议他采纳了，有的建议没有采纳。我十分理解。作为医生，首先要尊重患者的选择；其次，他对所有的治疗方法都很了解，找的都是国内外知名专家，这也使我间接地增加了许多经验。他还年轻，年富力强，有一个幸福美满的家庭，儿子在国外读书，他有很强的求生愿望。他能对我讲他的想法，就是对我的信任，所以我会尽全力帮助他。他在美国做完开颅手术和放疗后，医生对他讲，你已经用尽了世界上最好的方法，我们已无能为力，还是回中国吧。最终他回到我这里，希望我帮助他，走完生命的最后一程。我已和我的病人成为朋友，当病人听你的意见时，你要尊重他；当病人坚持自己的意见时，你要理解他，这是建立在彼此信任和充分沟通的基础上的。因为疾病使患者和我们走在了一起，建立起彼此信任的友情，这是一种缘分。

"医生，请您尽快给我上化疗！"我曾遇见一个晚期胃癌，伴有肝多发转移的病人，希望尽快化疗。但入院后检查，发现肝转移灶进展很快，肝功能指标也明显上升，保肝治疗不理想。家属有了想法，认为如果上了化疗，就能改善情况。我们把家属请来看 CT 片子，肝转移灶已占80% 以上，肝功能已失代偿。我们向家属讲明了化疗药物的疗效、适应症、副作用和可能造成的严重后果，得到了家属的理解，并最终达成一致，以尽量减轻患者痛苦为主。当患者离开时，家属为没花冤枉钱而感到满意。

"我再也不化疗了，就想用中药。"我们也遇到想法相反的患者，一位晚期肠癌的病人多次化疗后效果不理想，来我科治疗时，坚决要求中药治疗。但一段时间后，病情又有了进展。我们经过讨论，为了控制病情，建议试用副作用相对较轻的口服化疗药并继续使用中药。在向患者讲明该药的疗效、副作用、费用及建议使用的原因后，患者再三考虑后决定接受建议。经过几个周期的治疗，病情稳定下来，患者又有了信心。

尊重患者的选择而不是盲目满足患者的要求，提出建议而不是让患者简单服从，同时应指导病人按预定计划进行治疗，这对于医生来说并不容易。在知识更新迅速的信息时代，很多患者从互联网上直接获得信息，并根据自己的需要和价值观进行考虑和选择，而这种选择也会随着病情的变化、经济负担变化、家庭成员的意见而改变。医生在向患者提出建议时，也同样受到多种因素的影响，如医学证据、治疗经验、卫生资源和社会因素等。面对新的问题，医生需要改变传统的决策方式，必须考虑到医学证据、可用资源和患者的价值取向。而医患之间的互相信任是合理决策的前提。面对知识的挑战以及知情意识和民族文化素质的提高，我们应该意识到，促进医患共同决策将成为21世纪医疗服务的趋势。

曾读过这样一个故事，使我深感触动。讲的是一位美国著名的外科医生，他和他的儿子都是十分出色的胃肠病专家，老医生患了胃癌，父子俩认真地检索了有关文献，试图寻找最佳治疗方案。他们拜访了无数专家，每个专家提出的建议或是大相径庭，或是谨慎地重复一些研究证据，并强调目前尚无明确定论。疲惫而沮丧的儿子仍不甘心，最后问一位专家："到底我们还需要做什么，才能做出正确决定？"这位专家说："你们需要一位好医生。"这位专家说的"好医生"是什么含义呢？那些专家不都是好医生吗？

这个问题一直在我脑子里不得其解。后来在门诊接待了一位年轻的乳腺癌患者，每次来看病她都心情烦躁，对母亲的关心总是很不耐烦。我发现她每次看病在人不注意的时候总爱问同一个问题："这个病是不是肯定会转移？我是不是活不长了？"我只是出于职业习惯告诉她，你得的病虽是恶性的，但目前的研究进展很快，会有很多办法，你不必担心。事后一想，她正在按计划接受术后化疗、放疗，并一直服中药，但还是很烦躁，为什么呢？因为她仍然缺乏信心，需要医生的帮助来减轻忧虑和心理负担，而这不正是"好医生"的含义吗？

回想那个外科医生的故事，事实上一些方案治疗并无明显优劣之分，病人需要的是另一种帮助——减少心灵上的痛苦和忧虑，以便做出理性的决定。病人不但患疾病，更因疾病而焦虑不安。他们需要医生帮助他们应对这种焦虑。一个"好医生"，不应将医学变成冰冷僵硬的规则，还必须学会了解患者的想法；不但要懂得医学证据，还必须善于帮助患者减轻心灵上的痛苦和忧虑，而这正成为医疗决策中越来越突出和需要面对的问题。

中医？还是西医？
肿瘤治疗中对患者抉择的尊重与指导

　　肿瘤是一个尚未攻克的疾病，患了肿瘤如何治疗，更是患者常常提出的问题。在多年与患者的接触中，我感到患者的选择，客观上受医学知识和经济条件的影响，而主观上往往与其价值取向有关。医生的处理客观上与当前的医疗环境、肿瘤专科的知识面有关，而主观上则往往取决于对医师职业责任的领会。回忆在临床实践中遇到的一些问题，对如何理解并处理好医学伦理与医生职责的关系，有了更深刻的认识。

　　一位78岁的男性Ⅲ期肠癌患者，需做术后辅助化疗，但化疗一个周期便出现了严重的腹泻。在门诊，老人夫妇找到了我，希望求助中医继续治疗，老人说："化疗的副作用太大了，我实在受不了，医生也同意我暂停化疗，能否用中药代替？"我对老人说："您的情况应该做术后辅助化疗，化疗会降低复发转移的风险，而目前尚无证据支持中药可以起到与术后辅助化疗相等的作用。至于化疗腹泻的副作用，倒是可以用中药想想办法。如果您同意，我们可以在继续化疗的同时，试用中药缓解腹泻的副作用，您看如何？"患者是一位老知识分子，和老伴商量后，同意了这个决定。我们通过详细了解腹泻症状的特点，开了治疗腹泻的中药，一边化疗，一边用中药调整，使老人顺利完成了剩下几个周期的化疗，腹泻也没有再发生，老人很是感激。

一天门诊，一位坐轮椅的患者由人推着进来，表情认真而严肃，对我说："我听许多人介绍，建议我来找您，能不能用中药治疗我的病？"我详细了解了病史，老人得的是广泛期小细胞肺癌，因多发骨转移看骨科进一步检查确诊。在外地已做了几个周期的化疗，还使用了很贵的药物，病情未见明显好转，因此来京求医。我问他是否清楚患的什么病？他说："当地医生对我说只有 3 个月左右的时间了，也不会再站起来了。我已经花了很多钱，想用中药再试试。能否站起来对我非常重要，请你帮助我。"我了解到老人爱好骑马，就对他说："您得的病，就像草原上奔跑的野马，要想驯服它，得先用套马杆套住，而这个套马杆就是化疗药。目前效果不理想，需要我们复查后再调整用药方案。至于能否站起来，要看影像检查结果和治疗的反应，但只用中药是不现实的。"接着我详细讲了全身治疗与局部治疗的措施，配合中药的作用，经他同意后安排了复查，调整了方案，并用中药养血补肾，保护骨髓的造血功能并适时做了腰椎放疗，很快他终于站了起来，患者非常高兴。

回想刚毕业时，如果碰到要求中医治疗的病人，我可能就会直接想如何用中医治疗，而实践使我懂得了作为一名肿瘤中西医结合的医生，首先要充分了解肿瘤知识，同时要发挥中医特色，去解决临床中的棘手问题。尊重患者的选择，并不意味着顺从病人的要求。因为医生的职业要求我们，肩负指导患者的责任。医师有义务以科学依据和经验为基础，保证知识的合理应用，同时要终生学习，才能做到对病人负责。

蒋先生，73 岁，结肠癌手术后 9 个月发现肺转移，几易方案多程化疗后病情仍进展。曾试用靶向药，终因严重副作用而停药。一天，患者及其一家人来找我，问我还有什么治疗办法，能否用中药控制？这位患者也是一名老知识分子，身体瘦而虚弱，家里积蓄也不多。我们谈到病情预后，治疗手段和中医治疗的现状，向他讲明了中药可能的作用与局限性，并讲明我们目前的治疗目的，是在保证生存质量的前提下延长带瘤生存时间而不是治愈。他说："我理解病情的预后，也运用了目前所有的西医方法和有效药物，但对我都不成功。由于身体情况和经济原因，我希望用中医治疗。"充分沟通之后，我尊重并接受了老人的选择，也得到家属的理解，和家属一起鼓励老人，增加信心，并在生活、锻炼、饮食等方面给予指导。几个月以来，老人对自己的治疗做了详细的记录，难得的是老人病情进展缓慢，生活自理，家人也很欣慰。

一位胃癌患者，术后肝、腹腔淋巴结转移。多疗程化疗后病情进展，出现腹水，身体虚弱，进食也很少。

但家属仍然很积极地要求继续化疗，并说不怕花钱，希望通过化疗挽救生命。我把家属找来，坦诚地讲了我们目前的治疗目的：治愈是不现实的，特别是近期病人体重明显下降，对预后很不利。支持治疗并不意味着放弃治疗，通过补液和中药调整，争取使患者的一般状况和食欲得到改善，这对他是非常重要的。同时，针对腹胀腹水可采用中西医结合的方法，酌情局部给药，尽可能减少患者的痛苦。家属又详细询问了目前治疗现状，接受了我的建议。几天后，家属和我说，他们也上网了解了一下，认可目前的治疗原则，通过我们医患双方共同努力，帮助病人走过了人生的最后一段路，患者家属无怨。

对于尚无医学证据支持，不符合医疗实践的问题，如果顺应了患者的要求，盲目用药，带给病人的只能是过度治疗，不仅使病人遭受更多的痛苦，也给病人增加了经济负担。提供无效的干预措施实际上是一种医疗失误。从医生的职业角度来讲，也是不负责任的做法。我们在面对临床决策的时候，要考虑给病人带来的利与弊，同时要兼顾医疗资源的合理使用。

作为医生，确实常常面临来自病人和家属的压力，要求做一些不符合医学实践和伦理的事情，但这不能成为我们决策的合理借口。在临床工作中，一切医学实践活动都是从决策问题开始。伦理学强调患者自主的原则，是在了解病情的基础上，患者有权对将要接受的治疗做出决定。而对病情的了解，与主管医生的沟通是最主要的。癌症病人常常提出的问题是：能治好吗？ 用什么方法治疗最好？ 如何给患者一个客观的负责任的回答，是我们每天都会遇到的问题。

尊重患者的意愿与指导病人的治疗看似矛盾，实则从两个方面反映了医生应具备的职业素质。审慎地提供医学证据，了解患者抉择的原因，才能在处理复杂临床问题时做出恰当的、符合患者意愿的决定。医师的决策与伦理规范相符合，不会导致不恰当的治疗。决策的过程往往体现了医生对知识的把握和对人性的尊重。这使我想起了希波克拉底的名言："做一名有修养、有知识的善良医生。"这不是靠从书本上就能学到的，它需要从医学实践中去体会，从与患者的交流中去升华。我想，这就是医学人文的起点和归宿吧！

做一个
有悟性的医生

　　肿瘤是一个尚未攻克的疾病。由于肿瘤治疗的特殊性，肿瘤专科医生往往有相对固定的患者群体，这使我有机会更细致地了解他们，也更加热爱医生这个职业。

　　××，一位北大中文系的学者，在一次体检中发现右肺占位，经活检病理诊断为"右肺腺癌"，并有多处转移，已属晚期。老人70多岁了，患有多年的焦虑症。来医院时，家属并未告知老人病情，也嘱咐我们不要告诉患者病情，怕老人知道后焦虑症加重。一天晚上，我看完病人正在洗手，老人走过来问我："李大夫，能占用你点时间吗？"我说："行啊，您有什么事？""我到底得的什么病？严重到什么程度？我下周要到台湾讲学，还有学生和其他会议。我很茫然，不知要住多久，我希望了解实情。"望着老人渴望而真挚的面孔，我脑子里首先闪过的是家属的嘱咐。不说吧，面对老人期待的目光于心不忍。说吧，家属埋怨怎么办？想了想，我拿定注意，点到为止，明天再做家属的工作吧。于是我说："您得的是恶性肿瘤，但并不等于不治之症，不可怕，但需要系统治疗，这样您能赢得更多的时间工作。去台湾讲学旅途劳累，会影响您休息，还是不去的好。在北京可以边治疗边指导学生，恢复好了还可以参加一些在北京的会议，您认为怎样？" 接着，老人又详细询问了肺癌这个疾病的其他相关问题。我一一向他做了解释。老人说："我焦虑了好几天了，一辈子做研究工作，不了解自己的病情，心里很迷惘。跟你聊了 20 分钟，去了我的心病，那我就听你的，台湾不去了，安心治疗。"

第二天，我主动向家属汇报了昨晚和老先生谈话的内容和原因。家属说："其实我们也很矛盾，就怕他焦虑症犯了。他昨晚是近几个月来睡得最好的一觉，他听医生的，会好好配合治疗，真的谢谢你！"

其实，我能鼓起勇气向老人谈病情是因为他信任而求助的目光，面对这样的目光，即使善意的隐瞒也是于心不安的。人与人之间还有什么比信任更珍贵的呢？

治疗方案确定之后，我和老先生交换意见，他对化疗还是有一些顾虑。我说："从您的病情和身体状况看，化疗是适合您的，但考虑到您的年龄和体质，我们可用单药化疗，争取做到在控制病情的同时，尽可能减少药物副作用。何况我们还有中医这个手段来保驾呢？我们也尝试一下怎么样？" 老人想了想，欣然接受，顺利地进行了化疗。

其实，医生在很大程度上是为治疗疾病与保护机体之间的平衡在努力，而这种努力是需要调动患者的积极性来实现的。

便秘是长期困扰老人的苦恼问题，治疗期间这位患者便秘的症状一度加重，食欲也不好，他很不安。我们用中药给老人缓解了症状，当我去看他时，他若有所思地对我说："李大夫，你很有悟性。""此话怎讲？"我问。他说："你从不简单直接回答我的问题，举一反三，所以能让我服气。中医是很神奇和深奥的，几千年的经验值得研究啊。"听了他的话，我被一位学者的理性所深深折服。作为医生，常常可听到病人表扬的话，但这样出自理性思考的感触却不多。如何做一个有悟性的医生，不正是值得我们深深反思的吗？学者就是学者，语出不凡啊。

天有不测风云，一年后老人不慎摔倒，造成右侧髋部骨折。这对于一个瘦弱有病的老人来说，无疑是雪上加霜。我们联系人民医院骨科医生给老人做了固定、慢慢地，他能在床上翻身了，但长期卧床给他造成了很大的精神负担。去年四月的一天，我到床边去看他，他若有所思地慢慢说到："我年轻时不知道什么是病，中年时不知道什么是死；现在老了，躺在床上，病和死就发生在眼前，我想了许多，怎么办呢？只能面对现实了。"我说："您不应该灰心，就像您得了肿瘤，不是也走过来了吗？您会站起来的。我现在给您留作业，每天要坐几次，过几天我们就能站起来。""真的吗？""我们定个计划，您一定会站起来的。"几天后，我查房时跟老人说："我们站一下试试好吗？""能行吗？""能行！"我和另一个医生慢慢将老人扶起，当他站在地上看到自己的腿又恢复了功能时，脸上露出了童稚般的笑容。看着老人这欣喜的表情，我的学生马上用手机给他照了一张相并给他看，他看着照片脸上笑得更灿烂了，高兴地说："我真的又站起来了！" 作为医生，还有什么比此时此刻的心情更激动更幸福的呢？

再后来，老先生不幸又感染上肺结核，在治疗结核的过程中，他也经受了很多痛苦。半年前他走了，老人虽然离开了我们，但与他相处的往事，却深深印在我的脑海里。我为结识这样一位值得尊敬的老人而自豪，因为他的真挚和坦率感染了我；我为结识这样一位学者而骄傲，因为他在面对人生最残酷的问题时仍在思索的态度影响了我。

作为医生，在医疗实践中收获的不仅是知识与技术，更要升华对人性的尊重与呵护。医生的职业素养是在与患者的交流中逐渐形成的，他的医疗技术也是在为患者服务中不断提高的。医生与患者应是平等的、互相尊重的，因为任何医疗行为首先是人与人的交往；而在医疗上，医生应该是引导者，通过耐心地沟通，引导患者接受科学的治疗并尊重患者的选择，因为这是职业医生的责任。

将患者的利益放在首位，是希波克拉底终身恪守的誓言，也是新世纪《医师宣言》在市场经济下提出的医生的行为准则，任何时候、任何因素都不能改变这一职业的原则与追求。

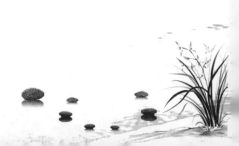

第四部分

徒弟跟师心得

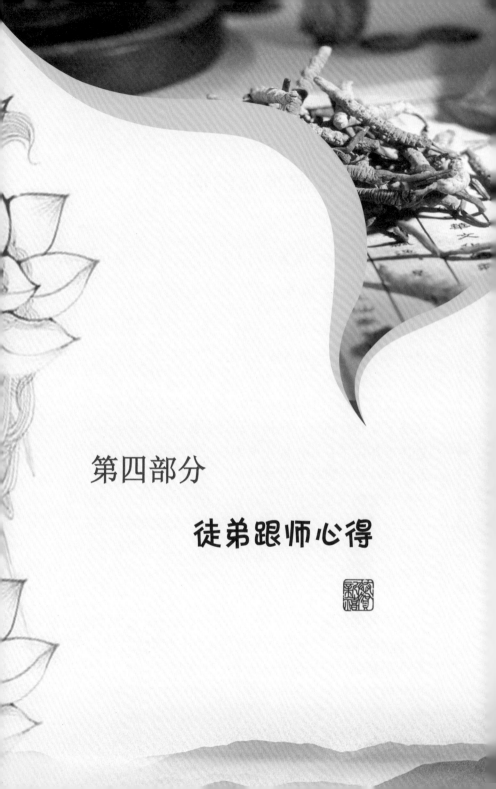

化解抱怨的问诊

闷热的午后，嘈杂的门诊大厅，人群熙熙攘攘，到处是焦躁的患者和家属。

这位患者是一位老年女性，虚弱不堪，大夏天还穿得很厚，而且今天瞧着神色不对。

果然，在我的常规问诊中，病人还没来得及说什么，老爷子先抓住机会一顿抱怨："之前治疗一直不见效，这次重新做了穿刺，现在考虑是原发性肺癌，说没什么办法了……，每次看病就几分钟，我们什么都来不及问……病人越来越不舒服，精神也不好了……。"我打起十二分的精神，门诊遇到发脾气的患者和家属确实更需要耐心，急不得恼不得，稍不注意，他们就去医患办投诉去了。

李老师赶紧温言相劝："老爷子您别急，咱们先看看什么情况，我再和您详细说。"又马上开始问诊患者"有什么不舒服？……哪里疼吗？……胃口怎么样？……爱出汗吗？……疲乏困倦有吗？……怕冷怕风有吗？……

有口干口苦吗？……大小便正常吗？……睡眠好吗？……"李老师细细地询问，她平静的声音仿佛有着稳定人心的作用，焦躁的气氛逐渐散去，老爷子也安静了下来。过了一会儿，他在一旁和我小声说道："还是中医瞧得细，心里踏实多了。"

我是西学中出身，学习中医之初就发现中医十分强调问诊，对各种症状的询问详细、具体、涉及面广，这不仅是辨证的需要，也是医患之间沟通的过程，是让患者感受到医生高度关注自己的诊病方式。这种形式不同于现代医学所提倡的"共情"，但是和"共情"一样可以有效建立起医患之间的信任。

问诊也是一门学问啊！

王薇

化解抱怨的问诊

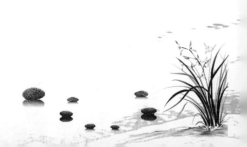

一个缓解紧张的回答

跟师学习多年，感触最深的就是导师的问诊与沟通。临床中很多患者不清楚病情，而清楚病情的患者又最怕听到"肿瘤"和"转移"。

跟师之初，导师就强调，在问诊及床旁汇报病情时，要斟酌词句，避免生硬刺激性用词。

记得有一次门诊，一位老人患有骨转移，每月应用唑来膦酸治疗。患者每月应用，只知道药物名称而不知道什么作用。在沟通中，老人问到"唑来膦酸是什么"的时候，患者子女的脸上一下就表现出紧张的表情，好像很怕妈妈听到"转移"这类的词。这时，导师耐心的对患者解释道："唑来膦酸就是一种保护骨头的药。"当时患者家属马上就放松了，眼中泛出感激的神色，这样的描述比冰冷的"骨转移"三个字要委婉太多了。

跟师学习中，我发现导师非常注重沟通的技巧：如果患者不知病情，要尽量避免使用患者敏感的词语；如果家属不让医生告诉患者病情，要了解患者家属的具体想法，帮助家属克服心理障碍，争取和家属一起帮助患者；如果患者希望了解病情，在告知的同时，要帮助患者建立应对的疾病能力和信心。

　　我自己在临床工作中也不断体会到，作为医生，不仅要具备处理患者疾病的能力，也要学会与肿瘤患者和家属沟通的能力。

　　　　　　　　　　　　冯烨

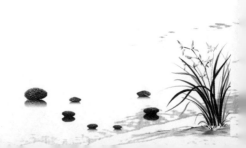

一个缓解紧张的回答

惦记

　　我刚刚跟随李老师出诊不久，就碰到了这个孩子。他的确是个孩子，就诊的时候只有3岁。他在当地医院做了纵隔淋巴管瘤的手术后2个月，就再次复发，肿瘤长到5.2cm×3.2cm，因为，外科拒绝进行二次切除术，家长慕名来找李老师中药治疗。这个孩子，不笑不闹也不说话，安静得不符合他的年龄。但从他紧紧抱住父亲的表情可以看出，他见到医生时内心的紧张。

　　李老师的处方，只有简单几味药材，每味药量都很小，却花费了比平时处方更多的时间。开方之后，她又细细叮嘱孩子妈妈煎药和服药的正确方法。3周以后，孩子的父母带他复诊。也许是对环境已经比较熟悉，他开始笑了，对我们的问题也有了回应。服药2个月以后复查，纵隔复发的肿物较前缩小了。于是每隔3个月左右，我们就会在门诊见到这个瘦瘦的、有些安静的、笑嘻嘻的孩子。

　　有一天，那孩子再来就诊的时候，李老师掏出一小袋牛奶巧克力给他，虽然口罩遮住了她的表情，但

与肿瘤患者聊中医

是我看到了她望向这个孩子的目光，柔和的、温暖的、充满鼓励。这目光很熟悉，让我想起了我们取得一点点成绩之后，她表扬我们时，也是那样的目光。那天以后，只要快到这个孩子复诊的时间，李老师总会备上一点糖果。不知不觉中，我们也会念叨，他该来了吧？嗯，该来了。

　　每次复查，这个孩子纵隔的肿物都在逐渐缩小，也没有什么临床症状。他也慢慢地从一脸孩气的幼儿变成一个小小少年。吃中药 4 年以后，有一天他爸妈带了他和他的弟弟过来特地感谢李老师，说他要上小学了，没有特殊情况，以后就不来北京看病了。那天李老师非常高兴，她仍然给了那孩子准备好的糖果，拉着他的手，反复嘱咐，要好好学习，好好听话……

　　从他末次就诊到现在，大概又有 5 年多过去了，李老师在忙碌的工作之余，还是会偶尔提起他的名字，我们也一样的惦记他，祝愿他一切安好，在阳光下撒欢，在幸福中成长。

许轶琛

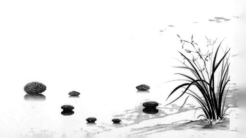

随诊病例拾撷

在跟随李老师出诊学习的这七年间，遇到过各种引人深思的患者和病例，其中一例，虽然时间久远，但是却给我留下了深刻的印象。

这是个根治性胃癌全切术后的中年男性，虽然体质状况良好，但是术后康复之路却颇为坎坷。术后数日就出现不全肠梗阻，对症治疗刚刚恢复，却又出现脾动脉出血，动脉栓塞后 2 个月又出现感染及吻合口瘘，此后又出现空肠残端瘘，再次剖腹探查、清创冲洗、腹腔引流……

我随老师初诊该患者的时候已经是患者术后半年了，其仍未拔除腹腔引流管，每日仍有较多引流液，引流液有恶臭味。患者虽然已恢复进食，但腹胀纳差，气短乏力，口干，大便干燥，舌红、苔薄黄少津，脉短弦。患者最大的痛苦就是术后半年时间没有进食，现在也没有食欲。

李老师认为这时患者胃气已伤，患者因病程长、消耗过多，体质及脏腑功能衰退，不能骤然进食膏粱厚味，需缓缓补脾以建中气，使胃气慢慢恢复。药方中加少量粳米做药引子，因其性味甘淡平和，利于胃气恢复。以此法组方遣药，服药14剂后，患者就可进少量流食，排便正常，口干腹胀也有缓解。

恢复了进食，让患者信心倍增；继续服药之后，患者有了饥饿感。但患者引流物较多并仍有恶臭，表明腹腔感染尚未清除。这时候李老师说，该患者的脾胃功能已渐渐恢复，在此基础上可以逐渐加入祛邪之品。所以在扶正基础上，酌情加蒲公英、蛇舌草等清热解毒之品。因患者反复出现背部脓肿，故加强清热解毒泻火之力，但始终兼顾益气扶正健脾大法。

经过1个月的治疗后腹腔引流管拔除，患者无发热等感染表现，但创口仍有脓性分泌物，而且时有腹痛。按照李老师的思路，患者因术后及感染病程日久，元气大伤，创口久不愈合，患者舌有瘀斑，同时有气虚血瘀之证，遂于方药中加入三七、当归等养血活血之品。如此这般又治疗了半个月，患者已经停服了止痛药，随后拔除引流管后的创口也逐渐愈合。患者终于在手术后9个月恢复健康而得以出院。

在这个病例的治疗过程中，李老师每一次的诊治都细致入微，有理有据，而且每一次用药调方后都效如桴鼓，能解决关键问题和症结，让患者信任，让我心服。尤其是对于胃气尚未恢复时粳米的巧妙应用，术后伤口久不愈合时酌情调整黄芪剂量，使我进一步体会到熟知药性、细入毫芒方可药到病除的道理。

李元青

多一问，少一失

　　记得在一次跟师门诊时，来了一位被轮椅推着进来的病人，一见到李老师就哭了，说："您救救我吧，我现在疼得厉害！十几年前我得了乳腺癌，做了手术，化疗反应大，是您帮我调理好了。现在我疼得忍不了了，所以就想起您来了。"

　　我心里想："患者右侧胸背部痛，不敢动，是不是乳腺癌肋骨转移了呀？"患者家属这时拿出一套CT片子，一看果然有肋骨转移还有肋骨骨折，肝上也有转移。这时，李老师疑惑地问道："您右边的肺怎么不正常呀？"病人这时才说："我两年前做了一个肺癌的手术。""那您当时的病理类型是什么呢？做过化疗吗？"李老师接着问。"病理类型好像是腺癌，医生让做化疗，我害怕副作用就回家了。"病人回答说。接着患者的家属从包里拿出了一份病理报告，上面写着："腺癌伴小细胞肺癌"。

　　我不禁思考起，到底是肺癌骨转移，还是乳腺癌骨转移呢？如果是肺癌骨转移，到底是小细胞成分转移，还是腺癌成分转移呢？因为这些都会影响下一步的治疗呀！最终这个病人做了肝穿刺，病理提示"小细胞肺癌转移"。经过止痛、化疗、放疗和中药治疗，肿瘤控制住了，疼痛也得到了很好地缓解，治疗副作用也不大，病人常常露出开心的笑容！、

我不禁感慨：还好李老师看得仔细，不然这个病人按乳腺癌的治疗方案，结果可能就大相径庭了呀！这个例子也时时提醒我，问诊一定要仔细，治疗前一定要摸清病人的情况！

在跟随李萍萍老师出诊过程中，我经常发现有一些患者或家属不能准确向医生汇报自己的病情，所以医生的仔细检查和询问往往至关重要。"十问歌"就是中医问诊的基本功，作为中医肿瘤医生，我们还同时需要掌握关于肿瘤疾病的现代医学知识，了解患者病史，才能捕捉到有用信息，采用正确的治疗。

与肿瘤患者聊中医

李占东